·风湿病中医临床诊疗丛书·

总主编　王承德

反应性关节炎

分　册

主　编　陈进春

中国中医药出版社
·北京·

图书在版编目（CIP）数据

风湿病中医临床诊疗丛书.反应性关节炎分册/王承德总主编；陈进春主编.—北京：中国中医药出版社，2019.8（2020.12重印）

ISBN 978－7－5132－5536－3

Ⅰ.①风…　Ⅱ.①王…　②陈…　Ⅲ.①风湿性疾病—中医诊断学　②风湿性疾病—中医治疗法　③关节炎—中医诊断学　④关节炎—中医治疗法　Ⅳ.① R259.932.1

中国版本图书馆 CIP 数据核字（2019）第 068713 号

中国中医药出版社出版

北京经济技术开发区科创十三街 31 号院二区 8 号楼

邮政编码　100176

传真　010-64405721

河北省武强县画业有限责任公司印刷

各地新华书店经销

开本 710×1000　1/16　印张 11.25　字数 160 千字

2019 年 8 月第 1 版　2020 年 12 月第 3 次印刷

书号　ISBN 978－7－5132－5536－3

定价　39.00 元

网址　www.cptcm.com

社 长 热 线　010-64405720

购 书 热 线　010-89535836

维 权 打 假　010-64405753

微信服务号　zgzyycbs

微商城网址　https://kdt.im/LIdUGr

官 方 微 博　http://e.weibo.com/cptcm

天猫旗舰店网址　https://zgzyycbs.tmall.com

如有印装质量问题请与本社出版部联系（010-64405510）

母小真（中国中医科学院广安门医院）

刘宏潇（中国中医科学院广安门医院）

汤小虎（云南中医药大学第一附属医院）

许正锦（厦门市中医院）

李兆福（云南中医药大学）

吴沅皞（天津中医药大学第一附属医院）

何夏秀（中国中医科学院广安门医院）

邱明山（厦门市中医院）

沙正华（国家中医药管理局对台港澳中医药交流合作中心）

张可可（江苏卫生健康职业学院）

张沛然（中日友好医院）

陈薇薇（上海市中医医院）

林　海（中国中医科学院广安门医院）

郑新春（上海市光华中西医结合医院）

胡　艳（首都医科大学附属北京儿童医院）

顾冬梅（南通良春中医医院）

唐华燕（上海市中医医院）

唐晓颇（中国中医科学院广安门医院）

黄传兵（安徽中医药大学第一附属医院）

蒋　恬（南通良春中医医院）

程　鹏（上海中医药大学附属光华医院）

焦　娟（中国中医科学院广安门医院）

谢志军（浙江中医药大学）

谢冠群（浙江中医药大学）

甄小芳（首都医科大学附属北京儿童医院）

薛　斌（天津中医药大学第一附属医院）

魏淑风（北京市房山区中医医院）

编写办公室

主　　任　马桂琴

工作人员　黄雪琪　黄兆甲　沙正华　黄莉敏　国雪丽

路 序

　　风湿病学是古老而年轻的学科，《黄帝内经》有"痹论"专篇，将风湿病进行了完整系统的论述和分类，奠定了风湿病的理论基石；《金匮要略》有风湿之名，风湿病名正而言顺。历代医家对风湿病的病因、病机、治则、方剂、治法循而揭之，多有发挥，独擅其长，各领风骚。

　　在党和国家的中医药政策的扶持下，中医药文化迎来了天时、地利、人和振兴发展的大好时机，这是中医药之幸、国家之幸、人民之幸也。中医风湿病学应乘势而上，顺势而为，也迎来发展的春天。

　　余业岐黄七十余年，对风湿痹病研究颇深，每遇因病致残者，深感回天乏力，幸近四十年科技进步，诊疗技术和医疗条件大为改善，中医风湿病诊疗的水平也在发展中得以提高，而对风湿病的全面继承和系统研究则始于20世纪80年代初期。1981年在我和赵金铎、谢海洲等老专家倡导下，中国中医科学院广安门医院成立了最早以研究中医风湿病为主要方向的科室即"内科研究室"，集广安门医院老、中、青中医之精英，开展深入系统的风湿病研究；1983年9月，在大同成立中华全国中医内科学会痹症学组；1989年在江西庐山成立全国痹病专业委员会；1995年11月在无锡成立中国中医药学会（现为中华中医药学会）风湿病分会。在我和焦树德先生的推动下，中医风湿病的研究距今已近四十载，期间，我相继创立了燥痹、产后痹、痛风等风湿病的病名，阐释了其理论渊源并示以辨证心法及有效方药；我还主持修订了风湿病二级病名如五脏痹、五体痹等诊疗规范，明确其概念、诊断及疗效评定标准，丰富了中医风湿病的理论内涵，为中医风湿病学的标准化、规范化奠定了基础。在我的参与和推动下，研发了风湿病系列的中成药，如尪痹冲剂、湿热痹冲剂、寒湿痹冲剂、瘀血痹冲剂、寒热错杂痹冲剂等，临床一直沿用至今，经多年临床观察，其疗效安全满意。我就任风湿病分会主任委员期间，主持、举办了多次国内外风湿病学术会议，并筹办了多期中医风湿病高研班，大大地促进了风湿病的学术交流和学科的进步与发展。

王承德是我招来的研究生，从工作分配到风湿病分会，一直在我门下且当我的秘书，我对其精心培养，并推荐他为风湿病分会主任委员。自王承德同志担任第二届、第三届中华中医药学会风湿病分会主任委员以来，风湿病学界学术氛围浓厚，学术活动丰富，全国同道在整理、继承的基础上不断进行探索和创新研究。"据经以洞其理，验病而司其义"，按尊崇经典、注重临床、传承创新的思路，参照标准化、规范化的要求，在"十一五""十二五""十三五"全国重点专科——风湿病专科建设成绩卓著，中西结合，融会新知，完善了中医风湿病学的学术体系。

承德同志授业于谢海洲先生门下，尽得其传，对焦树德先生、朱良春先生、王为兰先生的经验亦颇多继承，谦虚向学，勇于实践，精勤不倦。这次由他领导编撰的《风湿病中医临床诊疗丛书》囊括了最常见的风湿病中17个病种，每种病独立成册；各分册都循统一体例，谋篇布局，从中医的历史沿革、病因病机、治则方药，到西医的病因病理、诊断治疗，以及中西医康复护理、专家经验荟萃和现代研究，中西贯通，病证结合，反映了当今中医风湿病学界的最新学术进展；按照《黄帝内经》五脏痹–五体痹的方法论去认识各种西医诊断的风湿病，进行辨证施治。其立论严谨，条理分明，实用有效，体现了中医辨治风湿病的最高学术水平。《风湿病中医临床诊疗丛书》将付梓面世，这是我们中医药事业之幸事，风湿病患者之福音。

余九旬老叟，心乐之而为序。

国医大师　路志正
岁在戊戌，戊午秋月

王 序

　　风湿之病，由来已久，常见多发，缠顽难愈，医者棘手之世界难题。中医对风湿病的认识远远早于西医，如《黄帝内经》著有"痹论"和"周痹"专篇，对风湿病的病因病机、疾病分类、临床表现、治则方药、转归预后等都有系统、全面、深刻的阐述；明确地提出五体痹（皮、肉、筋、脉、骨）和五脏痹（肺、脾、肝、心、肾），详细地论述了五体痹久治不愈内舍其合，而引起五脏痹。中医学早就认识到风湿病引起的内脏损害，更了不起的是，中医的痹病包括了现代西医的绝大部分疾病。汉代张仲景《金匮要略》首立风湿之病，历代医家各有发挥，如丹溪湿热论，叶天士温热论，吴鞠通湿温论，路志正燥痹论，焦树德尪痹论，谢海洲扶正治痹，朱良春顽痹论等，他们各有发挥和论述，其医理之精道，治法之多样，方药之专宏，内容之翔实，真是精彩纷呈，各领风骚。

　　中医风湿病学是中医药宝库中一朵秀丽的奇葩，也是最具特色和优势的学科之一。

　　承德是我的学生，是谢海洲老师的高足，也是路志正老师、焦树德老师的门生。多年来我很关心和培养他，许多学术活动让他参加，如我是中华中医药学会急诊分会主任委员，他是秘书长，在我们的共同努力下，急诊分会从无到有，由小到大，从弱到强，队伍逐渐壮大，学术不断提高，影响越来越大，改变了中医慢郎中的形象。

　　多年来，承德跟随路老、焦老从事风湿病分会的工作，在二老的带领下，风湿病分会不论在学科建设、人才培养、学术研究、学术交流、国际交流等方面都取得了显著的成绩。承德又接路老的班，担任了风湿病分会主任委员。

　　承德近期组织全国中医风湿病著名专家学者，耗时 3 年之久，几经易稿，编辑了《风湿病中医临床诊疗丛书》，计 17 个病种，各病独立成册，编写体例新颖，汇集中西医，突出辨证治疗和各种治法，总结古今名家治疗经验是该书的重点所在。该丛书全面、系统地总结、归纳了中医风湿病历代医家和近年研究概况、学术进展，是风湿病集大成之巨著，资料翔实，内容丰富，经验宝贵。

　　丛书的面世正是中医风湿病各界砥砺前行的见证，可谓近代中医学发展的一簇茁壮新枝，是中医学之幸事，风湿病之福音，可喜可贺！欣慰之至，乐之为序。

中国工程院院士

中国中医科学院名誉院长　　　王永炎

戊戌年秋月

晁 序

昔人云，不为良相即为良医。相之良则安天下，医之良则救黎庶。庙堂之与江湖，虽上下有别，隐显各殊，然用心一也，视事深虑，不敢轻慢，医者当谨思之，慎审之，余深以为然。

《黄帝内经·素问》凡八十一篇，通天道，顺四时，理人事。其中有大论别论，法时全形，精微刺要，无所不至。而论及病，仅热、疟、咳、风；厥、痛、痹、痿概十一病，皆古今大众之苦楚也。病平而常，苦痛难当。尤痹论风寒湿三气合杂，病也顽，患也重，治更难，为医之苦也。

中医药学植根于中华传统文化之中，乃中华文化之奇葩。其提挈天地，把握阴阳，探理溯源，治病求本，辨证施治，大道至简，大理通明，深究之，细研之，发扬光大，诚不失我华夏后生之职守也。

承德是我的学生，也是我的助手，我是急诊分会主委，他是秘书长，多年来我们为中医急诊分会的组织建设、学科发展、学术交流、人才培养、成果推广进行了不懈努力，使中医急诊学科建设迅速发展壮大，成为全国有影响的学科，为我国中医急诊工作做出了应有的贡献。

承德及众贤达之士潜心风湿病数十年，继承焦树德、谢海洲、朱良春之遗风，兼秉路老重脾胃调五脏之枢机。在中华中医药学会风湿病分会及世中联中医风湿专业分会中继往开来，砥砺前行，统筹国内一流大家，重订《实用中医风湿病学》，在"十一五""十二五"全国中医重点专科——风湿病专科建设之后，再度筹措编纂《风湿病中医临床诊疗丛书》。以西医学主要风湿病名为分册，归纳类风湿关节炎、强直性脊柱炎、系统性红斑狼疮、白塞病、痛风、骨关节炎等十七分册。统一体例，独立成卷，纵论历史沿革、辨证要点、诊断标准、历代医家治则验案、文献索引；横及现代医学之病理、生化、检测方法。全书纲举目张，条分缕析，广搜博采，汇通中西，病证结合，立法严谨，选药精当，医案验证可采可信。书中引经据典，旁证参考，一应俱全，开合有度，紧束成篇，可通览亦可分检之。

《风湿病中医临床诊疗丛书》汇集国内著名中医风湿专家，通力合作，如此鸿篇巨制，乃风湿病诊疗之集大成者，蔚为壮观。此非高屋建瓴、统摄权衡者不敢为也，非苦心磨砺、独具慧眼者，不能为也。此书可为初学者张目，可为研究者提纲；读之则开卷有益，思之可激发灵光；医者以之楷模，病者可得生机。善哉，善哉。

览毕，余为之庆幸，愿以为序。

国医大师　晁恩祥

戊戌年冬月

自 序

　　光阴似箭，岁月如梭，一晃吾已年逾古稀。回首五十多年走过的行医之路，艰辛而漫长，也坦然豁然。我从小酷爱中医，梦想长大能当一名郎中，为乡亲们解除病痛。初中毕业，我考上了甘肃省卫校，被分配到检验专业，自此决心自学医疗和中医知识。时逢"文革"动乱，我自己去甘肃省人民医院进修，如饥似渴地学习中西医知识。毕业后，我自愿报名去了卓尼疗养院（麻风病院），因医院正在建设之中，闲暇时间较多，我就背药性赋、汤头歌等。从1970年大学开始招收工农兵学员，我每年都报名，终于1976年考上了北京中医药大学，走上了学习中医之路，实现了学中医的梦想。入学时，我们又赶上粉碎"四人帮"的好时机，"文革"期间老教授们都未上台讲课，此时重上讲台，积极性很高，我们聆听了任应秋、刘渡舟、赵绍琴、王绵之、董建华、焦树德、程士德、施汉章等大师们的讲课，真是万分荣幸。

　　我的毕业实习是在广安门医院，有幸跟谢海洲、路志正老师侍诊学习。毕业后我被分配到甘南州人民医院工作。1982年我报考了中国中医科学院广安门医院由赵金铎、谢海洲、路志正三位导师招收的痹病专业硕士研究生，这也是我国第一个中医风湿病专业的研究生，从此开始了我的风湿病研究工作。学习期间，除跟谢老临诊之外，我阅读了大量古今有关风湿病治疗的文献，总结了谢老治疗风湿病的经验和学术思想。我的毕业论文是《论扶正培本在痹病治疗中的重要意义》，后附100例病案分析。论文在总结谢老经验和学术思想的基础上提出了几个新的学术观点。如从病因病机方面，强调正虚是发病之本，提出"痹从内发"。风湿病的发病，不仅是内外合邪，更是内外同病，正虚为本，此乃发病之关键。脾虚外湿易侵，阳虚外寒易袭，阴虚外热易犯，血虚外风易入。此外，外未受邪，脾虚生内湿，久生痰浊，血虚生内风，阴虚生内热，阳虚生内寒，气虚生瘀血，风、寒、湿、热、痰浊、瘀血从内而生，留于肌肤筋脉，停滞关节，闭阻气血，内侵五脏，痹从内生。

我在论文中提出"痹必夹湿"的观点。我在查阅历代文献时发现，《说文解字》曰："痹，湿病也。"《汉书·艺文志》曰："痹，风湿之病。"《素问·痹论》曰："风寒湿三气杂至，合而为痹。"张仲景将该病放在《金匮要略·痉湿暍病脉证治》的湿病中论述，清·吴鞠通将该病放在《温病条辨·中焦篇·湿温》中论述，足见历代医家对风湿病从湿论治的重视。此外，发病的病因病机、临床表现、转归预后等都与湿有密不可分的关系。湿为阴邪，易伤阳气，其性重浊，黏滞隐袭，秽浊潮湿，其性趋下，阻遏气机，病多缠绵难愈。湿邪在风湿病的发生发展、转归预后等方面有重要影响，大凡风湿病者，多肌肉重着酸痛，关节肿胀，肌体浮肿，周身困倦，纳呆乏味，病程缠顽难愈。

湿为重浊之邪，必依附他物而为患，内蕴之湿，多可从化，非附寒热不能肆于人，感于寒则为寒湿，兼有热则为湿热，夹有风则为风湿。诸邪与湿相合，如油入面，胶着难化，难分难解，故风湿病一般病程较长，缠顽难愈。

我强调脾胃在风湿病中的重要地位。以往医家重视肝肾，因肾主骨，肝主筋，风湿病主要责之于肝肾，强调肝肾在风湿病中的地位。基于"痹必夹湿"的认识，脾属土，主运化水湿，湿之源在脾，土旺则胜湿；脾又主四肢和肌肉，阳明主润宗筋，主束骨而利关节，气血之源又在脾，故脾胃在风湿病中占有非常重要的地位。

在治疗方面，历代医家以祛邪为主，我提出扶正培本为基本大法。在扶正方面，滋阴以清热，温阳以散寒，养血以祛风，益气以化瘀。历代医家重视肝肾，我更强调脾胃，健脾益气、化湿通络是治疗风湿病的基本法则。因风湿病的病位多在中下二焦，病邪弥漫于关节与筋膜之间，故用药宜重，药量宜大。因痹必夹湿，湿多与他邪裹挟、胶着难解，故证型不易变化，治疗要守法守方。风湿病是世界之顽疾，非常之病必用非常之药，顽难之疾需用特殊之品。有毒之药也称虎狼之品、霸道之药，其效快而猛烈，能斩关夺隘，攻克顽疾，非一般药可比。我治风湿病善用有毒和效猛之品，如附子、川乌、草乌、细辛、马钱子、雷公藤、全虫、蚂蚁、水蛭、大黄、石膏等，只要辨证正确，配伍合理，是安全有效的。如雷公藤配附子之后，毒性大减，雷公藤性寒味苦治热证为宜，不宜寒证；附子大热，治寒证为宜，热证慎用。二者配伍，毒性大减。另附子大热，若配大黄或知母之类，能够制其热，减毒性，其疗效明显提高。

经过近四十年的临床验证，我以上关于风湿病的学术观点越来越被证明是正确的，对指导风湿病的临床还是有价值的。

我在攻读研究生期间就跟路志正和焦树德等老师从事风湿病分会工作，先后担任秘书、秘书长、副主委、主任委员。2000 年我被路老推荐并选举为第二届风湿病分会主任委员，直至 2015 年卸任。几十年来，在路老和焦老的精心培养和正确指导下，风湿病分会从小到大、从弱到强，学术队伍从最初的二十余人发展至目前四百多人，发展迅速，学术水平逐年提高，规模逐年扩大，每年参会代表有五百多人，学术氛围浓厚。到目前为止，共举办全国性风湿病学术会议二十余次，召开国际中医风湿病学术研讨会十多次，举办全国中医风湿病高研班二十多期。2010 年在北京成立了世界中医药学会联合会风湿病专业委员会，我担任会长。至今已在马来西亚、美国、俄罗斯、西班牙、葡萄牙、意大利、新西兰、泰国等国家及北京、台湾、香港等地举办世界中医药学会联合会的年会，并举办国际中医风湿病学术研讨会分会场。

多年来，风湿病分会重视规范化、标准化研究。鉴于该病病名混乱，如 1983 年学组刚成立时称为痹症学组；大家认为"症"是症状，不能称为痹症，于是更名为痹证专业委员会；大家又认为"证"是一个证候群，也代表不了疾病，于是又改为痹病专业委员会。西医学对此病的认识也在不断变化，20 世纪 60～70 年代称胶原化疾病，70～80 年代称混合结缔组织病，90 年代称风湿类疾病。而风湿病之病名中医自古有之，我于 1990 年首先提出将痹病改为风湿病的建议，还风湿病的历史原貌。理由之一：历代中医文献里早有记载。如《汉书·艺文志》曰："痹，风湿之病。"《金匮要略》曰："病者一身尽痛，发热，日晡所剧者，名风湿。此病伤于汗出当风，或久伤取冷所致也……"《神农本草经》记载了 26 种治疗风湿病的药物，特别是下卷明确提出："疗风湿病，以风湿药，各随其所宜。"这是专病专药的记载。《诸病源候论》曰："风湿者，以风气与湿气共伤于人也……"《活人书》曰："肢体痛重，不可转侧，额上微汗，不欲去被或身微肿者何？曰：此名风湿也。"理由之二：痹病的名称不能囊括所有风湿疾病，"痹"的含义广泛。"痹"既是病机，指闭塞不通；又是病名，如肺痹、胸痹，极易混淆。许多带"痹"的并不是风湿病。

从病因、病机、分类、临床表现、证候等方面看，风湿病病名较痹病更科学、合理，更具有中医特色，更符合临床实际。我提出此建议后，也有反对者，但经多次讨论，路老、焦老同意，提交 1993 年第七届全国痹病学术研讨会讨论后，大家一致同意将痹病改为风湿病。这是我国中医风湿病学会对中医药学的一大贡献。我还在全国各学术会议上不断阐述将痹病改为风湿病的重要意义。学会还对五体痹（皮、肌、筋、脉、骨）和五脏痹（心、肝、脾、肺、肾）及尪痹、大偻、燥痹等二级病名的诊断标准和疗效评定进行了规范化和标准化研究。

近几十年现代免疫学的迅速兴起，使人们对风湿病的认识更加深入，诊断日益先进，加之病种的逐渐增加，新药研发和治疗手段不断涌现和更新。现代风湿病学的发展也非常迅速，成为一门新兴学科。为了提高风湿病诊断和治疗水平，突出中医药的特色和优势，总结中西医治疗风湿病的研究成果和宝贵经验，适应当前风湿病学科的发展，满足患者的需求和临床工作者的要求，世界中医药学会联合会风湿病专业委员会特邀请国内著名中西医专家和学者编写了《风湿病中医临床诊疗丛书》。我们选择以西医命名的最常见的 17 个病种（系统性红斑狼疮、强直性脊柱炎、类风湿关节炎、成人斯蒂尔病、反应性关节炎、干燥综合征、纤维肌痛综合征、骨关节炎、痛风、骨质疏松、白塞病、风湿性多肌痛、硬皮病、炎性肌病、银屑病关节炎、儿童常见风湿病、产后痹）作为丛书的 17 个分册，每分册分为九章，分别是历史沿革、病因与病机、诊断与鉴别诊断、中医治疗、西医治疗、常用中药与方剂、护理与调摄、医案医话、临床与实验研究。丛书以中医为主，西学为用，如中医治疗分辨证治疗、症状治疗及其他治疗，尽可能纵论古今全国对该病的治疗并加以总结；常用中药从性味归经、功能主治、临床应用、用法用量、古籍摘要、现代研究等方面论述；常用方剂从出处、组成、煎服方法、功能主治、方解、临床应用、各家论述等方面阐述；总结古今医案医话也是本丛书的重点，突出历代医家对该病的认识和经验，更突出作者本人的临床经验，将其辨证论治的心得融入其中，匠心独运，弥足珍贵。风湿病是世界顽难之疾，其治疗有许多不尽如人意之处，仍缺乏特效的药物和方法，尚需广大有志于风湿病研究的仁人志士勤于临床，刻苦钻研，不懈探索，总结经验，传承创新，攻克顽疾。

本丛书编写历时 3 年之久，召开编写会 6 次，数易其稿，可谓艰辛，终于付梓面市，又值中华人民共和国成立 70 周年之际，我们把它作为一份厚礼献给祖国。希望本丛书的出版，对中医风湿病诊疗研究的同仁们有所裨益，也借此缅怀和纪念焦树德、谢海洲、朱良春、王为兰、陈志才几位大师。

特别感谢路志正国医大师、王永炎院士、晁恩祥国医大师百忙之中为本丛书作序，给本丛书添彩。

本丛书编写过程中，各位专家及编写办公室工作人员辛勤努力，医药企业也给予了积极支持，同时得到了中国中医药出版社领导和编辑的大力支持，在此一并表示衷心感谢！

由于水平所限，本书若存在瑕疵和不足之处，恳求广大读者提出宝贵意见，以便再版时修订提高。

世界中医药学会联合会风湿病专业委员会会长
中华中医药学会风湿病分会名誉主任委员   王承德

2019 年 3 月

总　前　言

　　《风湿病中医临床诊疗丛书》总主编王承德教授从事中医风湿病临床工作近四十年，担任中华中医药学会风湿病专业委员会第三届主任委员、第四届名誉主任委员，世界中医药学会联合会风湿病专业委员会会长。在他的领导下，中医风湿病学临床与研究队伍经历了初步发展到发展壮大的过程，中医风湿病学有了长足发展。王承德教授一直致力于提高中医诊治风湿病临床水平的工作，有感于西医治疗风湿病的诊疗技术及生物制剂等临床新药的使用，遂决定组织全国权威风湿病专家编写本套丛书，以进一步提高中医风湿病医生的诊疗水平。

　　《风湿病中医临床诊疗丛书》共收录 17 个病种，各病独立成册，每册共 9 章，分为历史沿革、病因与病机、诊断与鉴别诊断、中医治疗、西医治疗、常用中药与方剂、护理与调摄、医案医话、临床与实验研究，汇集了中医、西医对 17 种常见风湿病的认识，重点论述了疾病的中医病因病机和西医病因病理，介绍了疾病的诊断与鉴别诊断，特别突出中医辨证治疗和其他治法，总结了治疗疾病的常用中药和方剂。总结古今名家治疗经验是本丛书的一大亮点，临床与实验研究为临床科研提供了思路和参考。

　　本丛书由国内中医风湿病领域的权威学者和功底深厚的中医风湿病专家共同编撰。2016 年 3 月丛书召开第一次编委会，经过讨论，拟定了丛书提纲，确立了编写内容。本着实用性及指导性的原则，重点反映西医发展前沿、中医辨证论治和古代及现代名家的医案医话。2016 年 10 月和 2017 年 10 月，编委会两次会议审定了最终体例。会议就每一种疾病的特点与内容进行了仔细审定，如类风湿关节炎在辨证论治中就病证结合、分期论治进行了详细的阐述，白塞病增加了诊疗思路和临证勾要两部分，这些都是编著者多年的临床思考和心得体会。现代医案医话部分除了检索万方、知网、维普等数据库外，又委托中国中医科学院信息所就丛书中的病种进行了全面检索，提供了国家级、省部级、地市级名老中医工作室内部的、未发表过的医案供编著者选择。丛书最终经总主编王承德教授审定，内容翔实，易懂实用，既有深度又有广度，不仅汇集了西医风湿病最新的前沿动态，还摘录了古代名医名家的经验用药，同时又有当代风湿病学大家、名家的经验总结，是编著者多年风湿病临床经验的结晶。本丛书可作为各级医疗机构从事中医、中西医风湿病临床与科研工作者的案头参考书。

由于编撰者学识有限，书中若有疏漏与谬误之处，敬请广大读者提出修改意见，以便再版时修订提高。

《风湿病中医临床诊疗丛书》编委会

2019 年 4 月

编写说明

　　反应性关节炎是一组继身体特定部位（如肠道和泌尿生殖道）感染之后，由于免疫反应异常而出现的无菌性关节炎。该病主要以关节症状为主，伴 / 不伴随感染表现，中医古典医籍对其都以相关痹病进行论述。因其继发肠道和泌尿生殖道感染后出现关节红肿热痛，多属中医痹病中的"热痹""肠痹""历节""白虎历节""痢后风"等范畴。

　　反应性关节炎 1969 年由 Ahvonen 首先命名，该词被定义为微生物感染后发生的无菌性关节炎。此病最初是 1916 年 Reiter 报告了关节炎、非淋球菌尿道炎、结膜炎三联征的病例，后来被称为 Reiter's 综合征，国内翻译为"赖特综合征"或"瑞特综合征"。1981 年，美国风湿病学会提出的反应性关节炎的定义是伴随尿道炎、宫颈炎之后，持续 1 个月以上的关节炎。1982 年 Goldkmith-long 报告小儿上呼吸道链球菌感染后发生的一过性关节炎，称为链球菌感染后反应性关节炎。目前 Reiter's 综合征渐被反应性关节炎替代。

　　本分册是介绍反应性关节炎的医学参考书，共分 9 章，分别从历史沿革、病因与病机、诊断与鉴别诊断、中医治疗、西医治疗、常用中药与方剂、护理与调摄、医案医话及临床与实验研究进展等方面详细论述反应性关节炎。

　　在编写过程中，我们参考国内外相关文献资料并结合自身临床经验，尤其在辨证论治、常用方剂等方面，选方多采用经方，均是在临床治疗中具有良好疗效的方药，突出中医药在治疗反应性关节炎的优势及特色。

　　由于水平有限，书中若有不足和疏漏，恳请广大读者批评指正，以便再版时修订提高。

《风湿病中医临床诊疗丛书·反应性关节炎分册》编委会

2018 年 9 月

目 录

第一章

反应性关节炎的
历史沿革

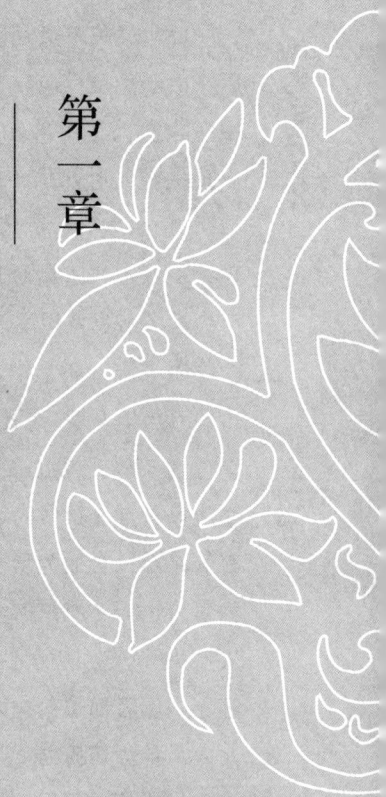

第一节 中医对反应性关节炎的认识

反应性关节炎是一组继身体特定部位（如肠道和泌尿生殖道）感染之后，由于免疫反应异常而出现的无菌性关节炎。其是现代医学的病名，在中医古典医籍中并无相关明确记载。因其继发肠道和泌尿生殖道感染后出现关节红肿热痛，多属中医痹病中的"热痹""肠痹""历节""白虎历节""痢后风"等范畴。其中该病主要以关节症状为主，伴/不伴随感染表现，中医古典医籍对其都以相关痹病进行论述。随着医学发展，近现代对反应性关节炎认识逐渐增加，但对其研究仍较少。

因本病归属于中医学痹病范畴，故对痹病的相关历史沿革进行论述，可窥其历史发展。《五十二病方》是现知中国最早的汉族传统医学方书，书中论述"痹，风湿之病"，即痹病又可称为风湿病。但对痹病的详细记载还应该首推《黄帝内经》（以下简称《内经》）。《素问·痹论》曰："风寒湿三气杂至，合而为痹也，其风气胜者为行痹，寒气胜者为痛痹，湿气盛者为着痹也。""所谓痹者，各以其时重感于风寒湿之气也。""营卫之气亦令人痹乎……逆其气则病，从其气则愈。不与风寒湿气合，故不为痹。""其客于六腑者何也……六腑亦各有俞，风寒湿气中其俞，而食饮应之，循俞而入，各舍其腑也。"以上文献指出了风寒湿等六淫外感邪气致痹之说，这与现代研究关于反应性关节炎是身体特定部位（如肠道和泌尿生殖道）感染之后出现的关节症状相符。《内经》记载六腑痹："凡此皆痹之客于五脏也。肠痹者，数饮而出不得，中气喘争，时发飧泄。"《素问·四时刺逆从论》曰："厥阴有余病阴痹，不足病生热痹。"《素问·痹论》曰："其热者，阳气多，阴气少，病气胜，阳遭阴，故为痹热。"以上关于热痹、肠痹的描述与反应性关节炎患者的临床表现相似。由于古代医学的局限性，现代医学中的类风湿关节炎、脊柱关节炎等亦可归属到以上相关痹病范畴，均可参考其进行辨证论治。在治疗方面，《内经》提出汗法治疗热痹，如《素问·生气通天论》中阐述了"汗出而散"；同样提出治疗热痹以针刺为主，如治疗热痹取输刺、络刺、豹纹刺，其曰："输刺者，直入直出，稀发针而深之，以治气盛而热者也。""络刺者，刺小络之血脉也。""豹文刺者，左右前后针之，中脉为故，以取经络之血者，此心之应也。"

东汉时期医圣张仲景所著《伤寒杂病论》一书论述了痹病的症状、体征、治法及方药。《伤寒论》："伤寒八九日，风湿相搏，身体疼烦，不能自转侧，不呕，不渴，脉浮虚而涩者，桂枝附子汤主之。若大便坚，小便自利者，去桂枝加白术汤主之。风湿相搏，骨节疼痛……甘草附子汤主之。"书中记载有规范的方剂治疗痹病，其中桂枝附子汤主要用于风寒湿邪侵犯肌肉者，去桂枝加白术汤主要用于风去湿存者，甘草附子汤主要用于风寒湿邪俱盛而阳虚明显者。《金匮要略·痉湿暍病脉证治》云："太阳病，关节疼痛而烦，脉沉而细缓者，此名湿痹。"并提出"湿痹之候，小便不利，大便反快，但当利其小便"。《金匮要略》对风湿痹病的成因、病机和脉证做了比较详细的阐述，提出风湿是由内因和外因所引起，外因多是感受风寒湿邪，内因多是阳气虚、气血不足、肝肾亏虚、经脉失养等，还确立了发汗和利小便的两大治疗原则。同时又提出"历节"一词："寸口脉沉而弱，沉即主骨，弱即主筋，沉即为肾，弱即为肝。汗出入水中，如水伤心，历节痛，黄汗出，故曰历节……盛人脉涩小，短气，自汗出，历节疼，不可屈伸，此皆饮酒汗出当风所致……营气不通，卫不独行，营卫俱微，三焦无所御，四属断绝，身体羸瘦，独足肿大，黄汗出，胫冷，假令发热，便为历节也。""诸肢节疼痛，身体魁羸，脚肿如脱，头眩短气，温温欲吐者，桂枝芍药知母汤主之""病历节，不可屈伸，疼痛，乌头汤主之"，前方主要用于风寒湿痹阻筋骨关节，化热伤阴，后方主要用于寒湿痹阻筋脉骨关节，经脉阳气不得温通。此时期痹病的理法方药都有了比较系统的初步确立。《诸病源候论·风湿痹身体手足不随候》云："人腠理虚者，则由风湿气伤之，搏于血气，血气不行则不宣，真邪相击，在于肌肉之间，故其肌肤尽痛。"强调体虚感邪是引起痹证的主要因素。

宋代《太平惠民和剂局方》首次提出"患痢后脚痛痪弱，不能行履，名曰痢风"，并用大防风汤治疗痢风，以"祛风顺气，活血脉，壮筋骨，除寒湿，逐冷气”，“服之气血流畅，肌肉渐生，自然行履如故”。明代戴思恭在《证治要诀》进一步提出“痢后风”，这与现代反应性关节炎的论述最为相近，并记载其病因是“因痢后下虚，不善调将，或多行，或房劳，或感外邪”。近代学者考证痢风与痢后风概念相同，并进一步解释，该病是由于痢后下虚，调摄不当，或多行，或房劳，或感外邪，致以腰膝酸软，下肢关节肿痛，甚则不能行走等为主要表现的风湿病。西医学的痢疾杆菌、沙门菌、耶尔森菌感染后出现关节症状表现者，可参考本病辨证论治。本病与六腑痹肠痹鉴别，两者皆有腹泻、肢体关节疼痛等表现。痢后风一般是先有肠道症状，后出现肢体关节的症状，病位涉及大肠，出现肢体关节症状后，肠道症状多已消失。肠痹病位则在小肠、大肠，并涉及肺、脾（胃）等脏腑，多为外邪侵袭或素体脾虚，导致大小肠功能失司，经脉痹阻，临床表现除了腹泻外，还有饮多小便少、气喘、肢体关节疼痛等症状。对于痢后风治疗，明代卢和在《丹溪纂要》提出了用四物汤加味。

明清时期陈士铎《辨证录》对肠痹进行补充：“人有两足牵连作痛，腹又微溏，人不能寐，卧倒足缩而不能伸，伸则愈痛者，人以为寒湿之成痹也，谁知是风寒湿同结于大肠乎？夫风入大肠，日日大便，邪似易下，即有湿气，亦可同散，何以固结于中，而痛形于两足耶？不知寒邪入腹，而留于大肠，又得风湿相搏，每不肯遽散，因成为痹耳。”同时提出了治法和方药“治法必去此风寒湿三气之邪，使不留于大肠，而痹病可愈；然而徒治大肠之邪，而风寒湿转难去也，又宜益大肠之气，令气旺于肠中，而转输倍速，则风寒湿亦易祛诶，方用逐痹丹”。

《中藏经》也提及热痹，其后很长时间文献中无热痹之名，直到《圣济总录》中再次提出热痹，其曰：“热痹，《内经》于痹论有云：其热者，阳气多，阴气少，阳遭阴，故为热痹；盖腑脏壅热，复遇风寒湿三气至，客搏经络，留而不行，阳遭其阴，故痹熻然而热闷也。”自此以后，明清医家多把痹热作为热痹，或作为热痹发病内因论述。清代秦之桢《症因脉治》将热痹列为“外感痹证”论述。汪文绮《杂症会心录》则首次提出“服热药太过，胃中蕴热日深，筋脉不利，不能转移，手足肿痛如锥，苦楚异常……痛历关节而为热痹也"等。热痹的病因有内因和外因两个方面，外因多为暑热之邪，或兼风湿等邪侵袭；内因为正气虚弱，卫外不固，或素体阳盛或阴虚，热邪内生，或感邪化热，或过用热药等。清代叶天士《临证指南医案》记载"有暑伤气，湿热入络而为痹者""有湿热伤气，及温热入血络而成者"。吴瑭则指出"风暑寒湿，杂感混淆"可致热痹；或"热毒入里燔灼阴血，瘀阻经脉，伤于脏腑，蚀于筋骨而发为热痹"。由此可见，暑热火邪入侵是热痹发生的主要因素。尤在径在《金匮翼》云："两足湿痹疼痛，或如火燎从足附热起，渐至腰胯，或麻痹屡软，皆是湿热为病。"并创立了经验加味二妙丸。

现代医家莫成荣认为反应性关节炎为本虚标实、虚实夹杂之证。其发生主要是正气不足、腠理不密、卫外不固，风寒湿热之邪乘虚而入，羁留不去，与气血相搏，气血壅滞，阻于肌肉、关节、经络而发病。正气不足为本，风寒湿热及瘀血为标。在治疗上应抓住其本质，采用扶正祛邪为基本大法，重视益气养阴、清热解毒、活血化瘀法的应用。临床上归纳为六个常见证型，并结合临床分期辨证治疗：湿热痹阻证，治以清热利湿、活血化瘀通络之法；湿毒痹阻证，治以清热解毒、利湿通络之法；风寒湿痹证，治以祛风除湿、温经散寒通络之法；气虚寒凝证，治以温阳益气、通络止痛之法；产后气血亏虚证，治以补益气血、调和营卫、通经活络之法；血虚风痹证，治以益气养血、祛邪通络之法。王承德主编的《实用中医内科学》指出，反应性关节炎内因是气血不足，肝肾亏虚；外因是风寒湿热等外邪侵袭，导致经脉痹阻，气血凝滞，遂成本病。病初多以邪实为主，或在肢体关节、筋骨经络；久病入络，痰瘀胶结，多属虚实夹杂，病位涉及筋骨、脏腑。

第二节　西医对反应性关节炎的认识

反应性关节炎（reactive arthritis，ReA）是 1969 年由 Ahvonen 首先命名，该词被定义为微生物感染后发生的无菌性关节炎，但此病最初的病名是

Reiter's syndrome（RS），国内翻译为"赖特综合征"或"瑞特综合征"。

早在 1496 年哥伦布在第二次加勒比海航行期间，曾同时发生过结膜炎与关节炎。1818 年 Benjamin Brodie 爵士首先报道了 5 例典型病例（尿道-眼-滑膜三联征）。以上皆为历史记载，并未引起重视。1916 年法国学者 Noel Fiessinger 和 Edgar LeRoy，在巴黎医学协会期刊上报道了 4 例患者。8 天后，Reiter 报道了相关病例，并出版在德国医学周刊上，但事实上，Reiter 并没有认识到关节炎、结膜炎与肠道痢疾感染有关，而误认为是由一种螺旋体感染引起的，并将其命名为螺旋体性关节病，推测这种疾病可能通过蚊虫叮咬传播。尽管如此，在当时的社会背景下，Reiter's 综合征的命名还是被广泛使用起来。

1948 年在芬兰的一次痢疾流行中，15 万人发生肠道感染，其中 344 人（0.23%）随后发生 RS。1956 年我国第一例反应性关节炎由刘信基报告。1966 年美国一军舰上 602 名患志贺痢疾的官兵中有 9 人（占 1.5%）发生 RS，而无患痢疾者却无 1 人发生关节炎。以上由肠道感染继发的关节炎称为流行型或肠道型 RS。

1969 年 Ahvonen 在描述耶尔森杆菌感染后发生的关节炎、结膜炎和尿道炎时首次使用"反应性关节炎"一词，该词被定义为微生物感染后发生的无菌性炎性关节病，通常指肠道或泌尿生殖系感染伴发的非化脓性关节炎。此定义涵盖了赖特综合征，但是反应性关节炎这一名称仍未被重视。1973 年有学者发现 RS 与组织相容性抗原 HLA-B27 有密切关系，阳性率为 76%～96%。1980 年我国报道一例 HLA-B27 抗原阳性的 RS 患者，其父 HLA-B27 抗原亦呈阳性，这说明 RS 存在个体遗传背景的可能。1981 年美国风湿病学会提出的反应性关节炎的定义是伴随尿道炎、宫颈炎之后，持续 1 个月以上的关节炎；并提出 RS 诊断标准为外周关节炎持续 1 个月以上，同时合并尿道炎或宫颈炎，突破了三联征诊断标准，使 RS 诊断率得到提高。目前认为三大主征相继出现者，可诊断为完全型 RS；具备两项者，可诊断为不完全型 RS。

1982 年 Goldkmithlong 报告小儿上呼吸道链球菌感染后发生的一过性

关节炎，当时称为链球菌感染后反应性关节炎。此后医学发展逐渐发现绝大多数微生物感染后均可引起反应性关节炎，主要分为三大类型：①非淋病性尿道炎后发病型：主要为衣原体；②细菌性腹泻后发病型：主要为沙门菌、志贺菌、耶尔森菌、弯曲菌、弧菌；③链球菌感染后发病型：主要为链球菌。扁桃体炎（扁桃体隐窝脓肿）引起的还包括其他许多细菌。1987 年 Winchester 等报告 13 例人类免疫缺陷病毒（HIV）感染后也可发生RS。以后陆续有其他学者报告，感染 HIV 后 RS 的发生率为 3.8% ～ 11.2%，考虑是由于 HIV 直接引起关节炎，亦或是由此感染引起免疫缺陷，使肠炎或尿道炎发生率增高而使 RS 发生率也随之增高。

　　1993 年俄国学者提出，如有以下表现，可排除本病：①疾病发生时有指骨间关节炎；②类风湿病样小结节；③皮肤和甲板银屑病；④类风湿因子阳性。1996 年第三次国际反应性关节炎会议提出的诊断标准：以下肢非对称性小关节炎为突出表现的外周关节炎，并附加：①有前驱感染证据，具体要求：在发生关节炎前 4 周内有明确的临床腹泻或尿道炎表现，并应有实验室证据，但不是必备的；如无明确的临床感染，则必备实验室感染证据。②排除其他已知原因的单关节或小关节炎，如其他脊柱关节病、感染性关节炎、晶状体关节炎、莱姆病及链球菌性反应性关节炎。反应性关节炎的诊断不需要 HLA-B27 阳性或赖特综合征所具有的关节外特征（结膜炎、虹膜炎、皮疹、非感染性尿道炎、心脏和神经病变），或典型的脊柱关节病特征，但是这些如果出现，应做记录。第三次国际反应性关节炎会议提出的诊断标准是把链球菌感染后关节炎除外的；但在小林茂人的报告中，把链球菌感染后反应性关节炎合并在一起，并提出一个参考诊断方法：扁桃体刺激试验，即按压扁桃体，在 24 小时内出现 CRP 升高，白细胞增多，体温升高，关节炎恶化。此种患者扁桃体切除 3 周内，关节炎好转。Schumacher 认为，某些反应性关节炎患者无明显感染证据，无胃肠道症状，但存在骶髂关节炎，后者可能提示存在反应性关节炎。

　　现在风湿病学家认为，有尿道炎、结膜炎、关节炎三联征的患者称为完全型赖特综合征，只具有初始感染（尿道炎、宫颈炎或痢疾）和随后发生的关节炎病例称为不完全型赖特综合征。事实上，不完全型比完全型更为常见。肠病型的病原菌为福志贺菌、沙门菌、耶尔森菌、幽门螺杆菌，男女发病率相等，儿童绝大多数也属于此型。性病型的主要病原菌为沙眼衣原体或支原体，本型以男性为主。除此之外，人类免疫缺陷病毒（HIV）也与 RS 发病有关。关于赖特综合征的家庭发病趋向，75% 以上的赖特综合征患者为 HLA-B27 阳性，支持遗传因子参与发病。

总而言之，反应性关节炎是一种发生于某些特定部位（如肠道和泌尿生殖道）感染之后而出现的关节炎，症状不一定与原发病平行。因为关节病变并非病原体直接侵犯所致，一般无关节、骨质破坏，不留后遗症。因其与人类白细胞抗原 HLA-B27 的相关性、关节受累的模式（非对称性，以下肢关节为主）及可能累及脊柱等，被归于脊柱关节病的范畴。它曾被称为 Reiter 综合征（具有典型尿道炎、结膜炎和关节炎三联征者）、Fiessinger-Leroy-Reiter 综合征等。因反应性关节炎的概念范围更广，包括完全型和不完全型赖特综合征，目前赖特综合征渐被反应性关节炎替代。

参考文献

[1] 池田真他，周吉海，谭季春.反应性关节炎 [J].日本医学介绍，2000（2）：37-38.

[2] 施桂英.赖特综合征 [J].人民军医，1994（12）：68-69.

[3] 郑力强."反应性关节炎"还是"Reiter's 综合征"——哪个命名更合适 ?[J].中国医学文摘（皮肤科学），2009，26（4）：225.

[4] 刘信基.赖氏综合征一例报告 [J].中华内科杂志，1956（4）：289.

[5] 徐广坤.Reiter 综合征 [J].岭南皮肤性病科杂志，1996（2）：45-47.

[6] 孙庆安.赖特氏综合征（综述）[J].河北医学院学报，1984（2）：123-125.

[7] 李川峰.HLA-B(27) 阳性 Reiter 氏综合征一例报告 [J].天津医药,1980

（12）：757-758.

　　[8] 小林茂人.反应性关炎——最新的知见 [J].日本内科学会杂志，1998（87）：1388-1394.

　　[9] 陈百松，尹有宽.赖特综合征 [J].新医学，1999（9）：551-552.

　　[10] 周宇璠.反应性关节炎 [J].中国社区医师，2002（9）：24-25.

第二章

反应性关节炎的
病因与病机

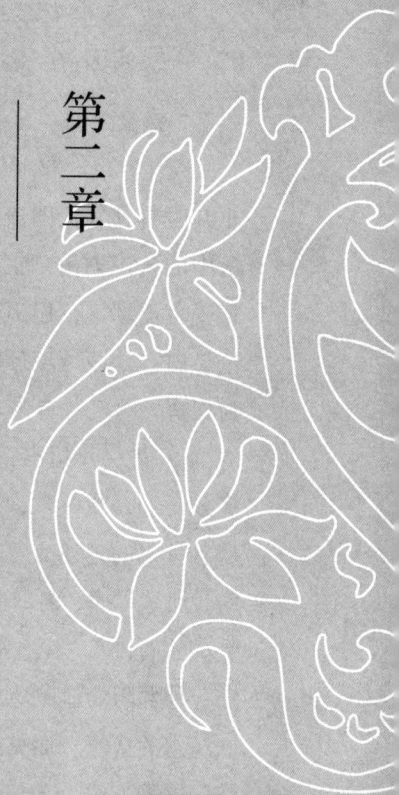

第一节　中医病因病机

一、病因

1.感受外邪

天气有风、寒、暑、湿、燥、火六气，各司其政，若太过或不及，或非其时有其气，即成六淫，可侵犯人体，发为疾病。历代医家对于痹病病因的认识均由"正气不足，外邪侵袭"这一纲领性理论阐发而来，即感受六淫邪气，以风、寒、湿、热及燥邪为痹病常见的病因。《素问·痹论》曰："风寒湿三气杂至，合而为痹也。其风气胜者为行痹，寒气胜者为痛痹，湿气胜者为着痹。""卧出而风吹之，血凝于肤着为痹，凝于脉着为泣。"进一步指出："所谓痹者，各以其时重感于风寒湿之气也。痹，或痛或不痛，或不仁，或寒或热，或燥或湿。"对于筋痹、脉痹、肌痹、皮痹、骨痹的论述有："病在筋，筋挛节痛，不可以行，名曰筋痹，病在肌肤，肌肤尽痛，名曰肌痹，伤于寒湿。在于皮则寒，病在骨，骨重不可举，骨髓酸痛，寒气至，名曰骨痹。"指外邪客于筋所致的痹病，表现为筋挛节痛；外邪阻滞血脉所致的痹病，症见瘀血停滞，肌肤色变等；寒湿侵袭肌肤所致的痹病，症见肌肉痿弱，皮肤麻木不仁、疼痛等；外邪侵袭皮毛所致的痹病，表现为肤冷痛痒；外邪内搏于骨而致的痹病，症见骨节疼痛，四肢沉重难举。《中藏经·论痹》说："痹者，风寒暑湿之气中于人脏腑之为也。"首次提出暑邪也为致痹之因。"病者一身尽疼，发热，日晡所剧者，此名风湿。此病伤于汗出当风，或久伤取冷所致也。"明确指出痹的病因是汗出当风，或久伤取冷。《金匮要略》记载："太阳病，关节疼痛而烦，脉沉而细者，此名湿痹。"又提及"汗出当风""久伤取冷""风湿相搏""湿痹""湿家中风""风水""历节"可出现"身体烦疼，不能自转侧""一身尽重""历节痛，不可屈伸""诸肢节疼痛，身体魁羸，脚肿如脱"等表现。

"湿痹"既是一个病名，又包含了病因病机的内容。《金匮要略》多次指出"湿家病身疼发热""湿家之为病，一身尽疼，发热""湿家身烦疼"。"湿家"二字，多次提出，论述体质与痹病发病具有密切关系，尤其强调湿邪在痹病病因学中的重要性，《诸病源候论·风湿痹》云："风湿痹病之状，或皮肤顽厚，或肌肉酸痛，风寒湿三气杂至，合而成痹，其风湿气多，而寒气少者，为风湿痹也。"《济生方》曰："痹之为病，寒多则痛，风多则行，湿多则著，在骨则重而不举，在脉则血凝而不流。"《扁鹊心书》论述："风寒湿气，合而为痹，走注疼痛，或臂腰足膝拘挛，两肘牵急，乃寒邪凑于分肉之间也。痹者，气血凝闭而不行，留滞于五脏之外，合而成病，又邪入于阴则为痹。"

《医宗必读》认为："……痹者，闭也，风寒湿三气杂至，则壅闭经络，气血不行，则为痹也……风者善行而数变，故为行痹，行而不定，凡走注历节疼痛之类，俗名流火是也……寒气凝结，阳气不行，故痛楚甚异，俗名痛风是也……肢体重着不移，或为疼痛，或为不仁，湿从土化，病多发于肌肉，俗名麻木是也……筋痹，即风痹也，游行不定，上下左右，随其虚邪，与血气相搏，聚于关节，或赤或肿，筋脉弛纵，古称走注，今名流火。"论述了痹病为外邪入侵，闭阻气血经络所致。《金匮翼》曰："行痹者，风气胜也……痛痹者，寒气偏胜，阳气少，阴气多也……着痹者，湿气胜也……热痹者，闭热于内也……腑脏经络，先有蓄热，而复遇风寒湿气客之，热为寒郁，气不得通，久之寒亦化热……臂痹者，臂痛连及筋骨，上支肩胛，举动难支，由血弱而风中之也。"说明感受热邪，或郁而化热可致热痹，火热毒邪也能致痹。

2.正气虚弱，外邪乘袭

先天禀赋不足，素体虚弱，或病后失养，致气血耗伤，精血亏虚，腠理空疏，热邪或夹风、湿等邪乘虚入侵，搏结于肢体关节而致痹。正气虚在痹病的发生中起了重要作用，《灵枢·五变》说："粗理而肉不坚者，善病痹。"说明体表不固者容易罹患痹病。《素问·痹论》："风寒湿三气杂至，合而为痹也。"通常释为：风寒湿气夹杂，侵袭人体，壅闭经络，闭阻气血而成为痹病。句中杂有混杂、结合之义，是针对风寒湿而言的。此"合"

字非指风寒湿三气之合，而是指风寒湿三气与营卫逆乱之体相合，营卫逆乱，正气不足抗邪，外邪乘袭，容易发为痹病。焦树德教授在解释痹病时也指出要深入理解"合"字的涵义，他认为，"合"字至少有三层含义，第一，痹病不仅是风寒湿三气杂合侵入人体即可发为痹病，还要与皮肉筋骨、血脉脏腑的形气相合，才能为痹；第二，风寒湿三气杂至，不但可与皮肉筋骨、血脉脏腑之形气合而为痹，而且还因与四季各脏所主之不同的时气相合而为不同的痹；第三，"合"字还有内舍于五脏之合的意思。

《素问》曰："……弱为血不足，浮为风，风血相搏，则疼痛如掣。盛人脉濇小，短气自汗出，历节痛不可屈伸，此皆饮酒汗出当风所致也，酒乃湿热之品，其痹多夹热。"指出风寒湿邪侵袭机体，营卫之气的调和与否和痹病的发生有着密切的关系。《素问·痹论》曰："荣者，水谷之精气也，和调于五脏，洒陈于六府，乃能入于脉也，故循脉上下，贯五脏，络六府也。卫营，水谷之悍气也，其气疾滑利，不能入于脉也，故循皮肤之中，分肉之间，熏于肓膜，散于胸腹，逆其气则病，从其气则愈，不与风寒湿气合，故不为痹。"说明营卫之气灌注于皮肤分肉之间，固护卫表，若营卫之气调和，风寒湿无从侵入人体，则不发痹病。《灵枢·五变》云："肉不坚，腠理疏，则善病风。"说明腠理疏松，则外邪易犯。林珮琴说："良由营卫先虚，腠理不密，风寒湿乘虚内袭……久而成痹。"方隅说："大率痹由气血虚弱，营卫不能和通，致令三气乘于腠理之间。"均认为营卫失和、正虚无力、外邪乘袭为痹病发病重要原因。

《伤寒论》中有关痹病的论述如"身疼腰痛，骨节疼痛""支节烦痛"，为营卫失调，风寒湿痹凝阻太阳经脉。"少阴病，身体痛，手足寒，骨节痛，脉沉者""掣痛不得屈伸……恶风不得去衣""病历节不可屈伸，疼痛"等表现为阳虚寒湿凝结少阴，注经络，流关节，渗骨髓。提示痹病主要由于外感风寒湿邪及内虚感邪，外邪入里引起。而在《金匮要略》中有诸多论治正虚兼外感风寒湿等邪气发病的条文，如《金匮要略·痉湿病脉证治》论述风湿兼气虚："风湿，脉浮，身重，汗出，恶风者，防己黄芪汤主之。"风湿兼阳虚："伤寒八九日，风湿相搏，身体疼烦，不能自转侧，不呕不渴，脉浮虚而涩者，桂枝附子汤主之；若大便坚，小便自利者，去桂加白术汤主之。"风湿相搏，骨节疼烦，掣痛不得屈伸，近之则痛剧，汗出短气，小便不利，恶风不欲去衣，或身微肿者，甘草附子汤主之。"肝肾亏虚，水湿内侵："寸口脉沉而弱，沉即主骨，弱即主筋，沉即为肾，弱即为肝。汗出入水中，如水伤心，历节黄汗出，故曰历节。"阴血不足，风邪外袭："少阴脉浮而弱，弱则血不足，浮则为风，风血相搏，即疼痛如掣。"气虚湿盛，汗出当风："盛人脉涩小，短气自汗出，历节疼不可屈伸，此皆饮酒汗出当风所致。"体虚感邪：《金匮要略·血痹虚劳病脉证并治第六》载："问曰：血痹之病从何得之？师曰：夫尊荣人，骨弱肌肤盛，重困疲劳汗出，卧不时动摇，加被微风，遂得之……"《类证治裁》曰："诸痹，良由营卫先虚，腠理不密，风寒湿乘虚内袭，正气为邪气所阻，不能宣行，因而留滞，气血凝涩，久而成痹。"以上条文均认为痹多由营卫虚，腠理开，风寒湿乘虚入内。《诸病源候论·风湿痹》曰："由人体虚，腠理开，故受风邪也。病在阳曰风，病在阴曰痹，阴阳俱病曰风痹。由血气虚则受风湿，而成此病，久不瘥，入于经络，搏于阳经，亦变令身体手足不随。""人腠理虚，则由风湿气伤之，搏于血气，血气不行，则不宣，真邪相击，在于肌肉之间，故其肌肤尽痛。然诸阳之经，宣行阳气，通于身体，风湿之气，客在肌肤，初始为痹。若伤诸阳之经，阳气行则迟缓，而机关弛纵，筋脉不收摄，故风湿痹，而复身体手足不遂也。"说明正虚风湿之气搏结经脉而致经气不行，肢体不随，发为痹病。

　　《诸病源候论》："血痹者，由体虚邪入于阴经故也。血为阴，邪入于血而痹，故为血痹也。其状，形体如被微风所吹，此忧乐之人，骨弱肌肤盛，因疲劳汗出，卧不时动摇，肤腠开，为风邪所侵也。诊其脉，自微涩在寸口，而关上小紧，血痹也。"说明血虚外感，邪气乘袭，入于血分，而发痹病。《诸病源候论》中所说："虚劳损血耗髓，故伤筋骨。""也劳伤之人明阳俱虚，经络脉涩，血气不利。"《备急千金要方·诸风》云："夫腰背痛者，皆由肾气虚弱，卧冷湿地当风所得也，不时速治，喜流入脚膝，为偏枯冷痹缓解痉重，或腰痛挛脚重痹。""诸痹由风寒湿三气，并客于分肉之间，迫切而为沫，得寒则聚，聚则排分间，肉裂则痛，痛则神归之，神归之则热，热者痛解，痛解则厥，厥则他痹发，发则如是。此内不在藏而外围发于皮肤，若分肉之间，真气不能周，故为痹也。夫痹，其阳气少而阴气多者，故令身寒从中出；其阳气多而阴气少者，则痹且热也。"说明素体肾气不足，外邪入侵，于体内随阴阳变化而转化，发为各种证型的痹病。《济生方》也有类似观点："皆因体虚，腠理空疏，受风寒湿气而成痹也……又有风血痹，阴邪入于血经故也。外有支饮亦令人痹，当随症施治。"提示白虎风病、腰脚冷痹均由内虚，风寒湿三毒乘虚入侵，留滞经络引起。元末戴思恭指出："臂痛有血虚一症，血不荣于筋，或致臂痛。若坐卧为风湿所搏，或睡后手在被外，为寒邪所袭，遂令臂痛。"认为痹病由感受血虚后外邪所致。

而产后体虚亦是痹病发作的一个重要原因，《傅青主女科》认为："产后气血大亏，内而七情，外而六气，稍有感触，即可致病。"产后气血大虚，外邪极易乘袭而发病，"产后百节开张，血脉流散，气弱则经络间穴度阻滞，累日不散，则筋牵脉引，骨节不利"，即产妇于产后出现肢体麻木、疼痛、重着，或遍身疼痛，称为"产后关节痛"或"产后身痛"，属痹病范畴，主因产后大虚，血气不足，气虚无力运行，经气不通，血虚不运，肢体关节失养，而成痹病。血虚失养亦可发生痹病，若失血过多，或生血不足，或久病耗伤肝血，肝主筋的功能有赖于肝血的滋养，若血虚肝血不足，血不养筋，肢节官窍不能得到气血濡养，可出现关节肌肉疼痛，关节屈伸不利，肌肤麻木等，而发生痹病。

肾主藏精，精能生髓，髓能养骨，当年老肾虚，肾之精髓不足，不能养骨，加之外感寒湿之邪，痹阻经脉，便可以出现关节疼痛、腰脊疼痛、足跟痛等痹病症状。《素问》曰："血气皆少……感于寒湿，则善痹骨痛。"《太平圣惠方》论述："夫白虎风病者，是风寒暑湿之毒，因虚所起，将摄失理，受此风邪，经脉结滞，血气不行，蓄于骨节之间，或在四肢，肉色不变。其疾昼静而夜发，即骨髓酸疼，其痛如虎之啮，故名曰白虎风病也。夫腰脚冷痹者，由风寒湿三毒之气共伤于人，合而成痹也。此皆肾弱髓虚，为风冷所搏故。肾居下焦而主腰脚，其气荣润骨髓。今肾虚受于风寒，湿气留滞于经络，故令腰脚冷痹疼痛也。"说明"白虎风"是由肾虚外感风冷之邪，湿气留滞经脉，经气不通，不通则痛，而发痹病。以上著作均认为外邪入侵是发病的外在条件，正气不足乃是造成痹病的内在根据。

此外，如《素问·宣明五气》"久坐伤肉，久立伤骨，久行伤筋，房事不节，劳逸损伤"均可劳损气血、筋骨、精髓而致痹病发生。

3. 饮食失调

饮食失调亦是痹病发生的一个重大原因，饮食不节，过食肥甘，或因嗜酒，或多食辛辣，脾之运化失权，水湿不化，蕴久化热，湿热由内而生，流注肢体关节，则可引起关节红肿等痹病表现。饮食不洁，污浊之气入侵，寒湿、湿热、疫毒三邪蕴积大小肠，由里出表，闭阻经络，流注关节而发生痹病。《素问·痹论》曾说："其客于六府者何也……此亦其饮食处，为其本也，六府亦各有俞，风寒湿气中其俞，而饮食应之。"说明饮食与外感邪气有相应关系。《三因极一病证方论》认为："夫风寒湿三气杂至，合而为痹，其用自殊。三气袭人经络，入于筋脉、皮肉、肌肤，久而不已，则入五脏。又六腑各有俞穴，风寒湿中其俞，而食饮应之，故循穴而入，各舍其腑。大抵痹之为病，寒多则痛，风多则行，湿多则着。在骨则重而不举，在脉则血凝而不流，在筋则屈而不伸，在肉则不仁，在皮则寒。"可见痹病的发生与动静居处失常、食饮有关，外邪由皮肤入经络、筋脉、五脏六腑，深入骨髓。《华氏中藏经》说："肉痹者，饮食不节，膏粱肥美之所为也。血痹者，饮酒过多，怀热太盛，或寒折于经络，或湿犯于营卫，因而血抟，遂成其咎。"认识到过食肥甘、醇酒引起肉痹、血痹。《金匮要略·中风历节病脉证并治》中曰："味酸则伤筋，筋伤则缓，名曰泄，咸则伤骨，骨伤则痿，名曰枯，枯泄相抟，名曰断泄。"说明饮食的偏嗜可致肝肾亏虚，导致痹证发生。

4. 瘀血痰浊

瘀血痰浊在痹病的发病过程中起着至关重要的作用，不仅是作为病因存在，而且在疾病演变过程中作为病理产物也常常加重痹病的进展。在实证中邪气阻于皮肉筋骨脉，或阻于脏腑，首先影响脏腑组织的气血运行，血行瘀滞则会形成瘀血证；在虚证中气虚、阳虚，乃至阴虚均可以引发瘀血、痰浊证。清代医家王清任在《医林改错》中指出："凡肩痛、臂痛、腰痛、腿痛，或周身疼痛，总名曰痹证，用湿热药不愈，用利湿降火药无功，用滋阴药又无效，因不胜风寒湿热，邪入于血管，使血凝而为痹。"明确了瘀血在痹病中的重要意义。《证治准绳·痿痹门》云："留着之邪与流行荣卫真气相击搏，则作痛痹。若不干其流行出入之道，则不痛，但痿痹耳。随其痹所在，或阳多阴少则为痹热，或阴多阳少则为痹寒。痛痹，有风、有湿、有痰、有火、有血虚、有瘀血。诊其脉，浮者风也，缓细者湿也，滑者痰也，洪大者火也，芤者血虚也，涩者瘀血也。"指出痹证发病，血虚、瘀血、痰与风、湿等邪同样是不容忽视的致病因素。

痰浊是由水液输布障碍，水湿停滞，聚湿而成。在痹病中痰浊的形成有多方面的原因。清代医家喻嘉言在《医门法律·中风门》中曰："风寒湿三痹之邪，每借人胸中之痰相援。故治痹方中，多兼用治痰之药。"提出了痰浊在痹病的病程中起到加重的作用。而朱丹溪认为风寒湿为痹病的外因，血虚内热、湿、痰、瘀血是痹病之内因。如《格致余论》曰："痛风者，大率因血受热已自沸腾，其后或涉水，或立湿地，或扇取凉，或卧当风，寒凉外搏，热血得寒，瘀浊凝涩，所以作痛。"称痛风为恶血入经络证，血受湿热，久必凝浊，所下未尽，留滞隧道，所以作痛。《丹溪心法·痛风》指出："四肢百节走痛是也，他方谓之白虎历节风证，大率有痰、风热、风湿、血虚……因于痰者，二陈汤加酒炒黄芩、羌活、苍术。"又曰："肥人肢节痛，是风湿与痰饮流注经络而痛，宜南星、半夏。"可见朱丹溪认为，痹病病因除风寒湿外邪外，血虚内热、湿、痰、瘀血凝滞具体病理因素及体质是关键病机。《医级痹》云："痹，病皆一气之邪，痹为三气之恙。滞气血而不泄，酸痛麻木不一而形；气杂至而合邪，行着痛而各从其胜。总由元精亏损，三气外袭，不克随感随治，以致流连成痹。更有湿热火痰，郁气死血，留滞经络形层内外，以致麻木痛痒，不可不知。"指出"痹非三气，患在痰瘀"，认为痹病由元精亏损、三气外袭、湿热火痰、郁气死血、留滞经络所致，痰瘀为痹病的重要病理因素，痰瘀作祟，而导致肢体麻木痛痒，屈伸不利。

《血证论》云："痹痛，身体不仁，四肢疼痛，今名痛风，古曰痹证。虚人感受外风，客于脉分则为血痹……失血家血脉既虚，往往感受外风，发为痹痛，或游走不定，或滞着一处……如血虚火旺之人，风中兼火，外见痹证……瘀血窜走四肢，亦发疼痛，证似血痹。惟瘀血之痛，多如锥刺，脉不浮，不拘急。又有周痹脚气，痰湿走注者，皆系杂证。"论及体虚外感及瘀血、痰湿致痹，重视体质因素、病理因素的作用。《医门法律》指出："痹症非不有风，然风入于阴分，与寒湿互结，扰乱其血脉，致身中之阳不通于阴，故致痹也。"说明风寒湿互结，瘀阻血脉，血气流转不通，留滞经脉，而成瘀血，乃而致痹。鹤膝风"非必为风寒湿所痹，多因先天所禀，肾气衰薄，阴寒凝聚于腰膝而不解"，认为痹病由风寒湿互结，扰乱血脉及先天肾虚，阴寒凝聚腰膝不解，血气不通，凝滞脉中，化为瘀血、痰浊所致。

二、病机

1. 从脏腑论病机

反应性关节炎的基本病机，急性期乃是外邪侵犯，经络闭阻，不通则痛；缓解期多为正虚邪恋，痰瘀互结，不荣则痛。不论急性期或缓解期，该病的病机多与脾、肾、肝等脏腑功能失调密切相关。

脾主"运化"，能对津液起吸收、转输和布散的作用。脾能将水谷精微中的多余水分转输至肺、肾，从而通过肺、肾的气化功能实现津液的输布。脾的运化功能健旺，则津液及时敷布机体百骸，濡养周身组织孔窍，也避免痰湿、水饮停聚。如果外邪乘袭，困阻周身，脾的运化功能减退，则水液的运化、转输、布散便会失常；津液布散失常，不能充分滋润形体官窍，周身百骸失去濡养，则卫表阳虚，外邪可趁机犯表。脾又主四肢，主肌肉，脾的生理功能失常，则运化水谷和津液功能紊乱，精血津液生成与输布失常，水液不得输布，周身失养，筋脉不利，且津液积聚成痰湿，阻滞筋脉，

19

筋脉气机不畅，血行不通，不通则痛，进而肢节疼痛，发为痹病。

肾在五脏之中，肾为先天之本，藏先后天之精。肾内蕴元阴元阳，藏命门之火与真阴之水。肾精化为肾气，其中对机体有温煦、激发、兴奋、蒸化、封藏和制约阴寒等作用者称为肾阳，又称为元阳、真阳、真火、命门之火。肾阳能够促进人体的新陈代谢，促进精血津液的化生并使之转化为能量，使人体各种生理活动的进程加快，产热增加，精神振奋。肾阳是一身阳气的根本，机体水液代谢有赖于肾阳的蒸腾气化作用。《素问·逆调论》云："肾者，水藏，主津液。"人体水液代谢与周身各脏腑相关，但《内经》曰："肾者主水，受五脏六腑之精而藏之。"认为肾是人体水液代谢最主要的脏器。肾阴是人体阴液的根本，对全身各脏腑筋骨脉络起着滋润、濡养的作用。可见津液的代谢与肾阳密切相关，如若肾阳不足，蒸腾气化失司，水液布化失常，不能敷布全身、濡养机体。《灵枢·经脉》云："人始生，先成精，精成而脑髓生。"《景岳全书》曰："若既受寒邪，而初无发热头疼，又无变证，或有汗，或无汗，而筋骨之痛如故，及延绵久不能愈，而外无表证之见者，是皆无形之谓，此以阴邪直走阴分，即诸痹之属也，故病在阴者命曰痹。其或既有表证，而疼痛又不能愈，此即半表半里，阴阳俱病之证，故阴阳俱病者命曰风痹。此所以风病在阳，而痹病在阴也。然则诸痹者，皆在阴分，亦总由真阴衰弱，精血亏损，故三气得以乘之而为此诸证。""风痹之证，大抵因虚者多，因寒者多。惟血气不充，故风寒得以入之，唯阴邪留滞，故经脉为之不利，此痛痹之大端也……"论述了若肾阳虚衰，阳不化气，精血生化乏源，则精血亏损，风寒湿三气乘虚侵入引起痹病。

肝主疏泄，疏即疏通；泄即发泄、升发。肝为刚脏，主升、主动，能够调畅全身气机。气机，即气的升降出入运动。机体的脏腑、经络、器官等的活动，全赖于气的升降出入运动，津液的输布代谢亦同样有赖于气的升降出入运动。肝的疏泄如常，气机调畅则全身血脉调和，津液输布调畅。若肝失疏泄，气机郁结，则气血津液运行失调，内生痰浊、瘀血、湿浊等病理产物，使气机痹阻更甚，则津液代谢失常，敷布障碍。同时肝的疏泄功能能够促进脾胃的运化，促进津液的生成与敷布。

脏腑之间的作用是协同的，《素问·五运行大论》云："北方生寒，寒生水，水生咸，咸生肾，肾生骨髓，髓生肝。"揭示了肝和肾之间相互联系、相互影响的密切关系。肝和肾同源于先天生殖之精；肝受肾所藏先天之精与后天之精所充养；肝肾同源于精血，肝肾的结构和功能体系通过精血这一环节而密切相关。肝肾同源又称为乙癸同源，其含义有三：其一，肝藏血，肾藏精，精血相生，精血同生，因此肝阴和肾阴相互滋生，肾水亏则肝失所滋。《景岳全书·虚损》云："然肾为精血之海……所以肾为五脏之本。故肾水亏，则肝失所滋而血燥生。"其二，肝和肾均内藏于相火，相火源于命门。其三，《医宗必读》："东方之木，无虚不可补，补肾即所以补肝；北方之水，无实不可泻，泻肝即所以泻肾。"肝和肾虚实密切相关，相互制约，在治疗上可遵"虚则补其母，实则泻其子"之旨。因此肝和肾在生理上密切相关，在病理上也常相互影响。如肾阴不足则可引起肝阴不足，阴不制阳而导致肝阳上亢，称之为"水不涵木"。元代吴澄在《不居集·诸痛》中："虚劳之人，精不化气，气不化精，先天之真元不足则周身之道路不通，阻碍气血不能营养经络而为痛也。是故水不养木而胁痛，精血衰少而腰痛，真阴竭绝而骨痛，机关不利而颈痛，骨髓空虚而脊背痛，三阴亏损而腿膝痛，此皆非外邪有余，实由肝肾不足所致也。"认为痹病主要由肝肾不足所致。肾阴亏虚日久，必然导致肝阴不足，肝肾阴液亏虚，则机体全身失养，脏腑组织器官功能失调。《素问·宣明五气》云："肾主骨。"《素问·阴阳应象大论》："肾主骨髓。"肾藏精，精生髓，髓能养骨，肾精充足则骨骼才能得到充分的滋养，骨骼才能强健、致密。《灵枢·九针论》："肝主筋。"《素问·六节脏象论》又说："肝者……其充在筋。"肝藏血，筋骨的活动有赖于血液的充养。如若肝肾阴虚，精血不足，筋脉、骨骼得不到濡养，则筋脉屈伸不利，关节骨骼疼痛。《素问·金匮真言论》云："……开窍于目，藏精于肝。"因此肝肾亏虚，则阴液匮乏，形体官窍得不到充分濡养，生理功能失常，日久则腠理空虚，外邪乘虚而入，且合筋脉骨骼失养，则可出现关节疼痛、屈伸不利等不适。

2. 从气血论病机

气、血、津液是构成人体的基本物质，是脏腑、经络等组织器官进行生理活动的物质基础。气具有推动、温煦作用，故属阳；血和津液都是液态物质，具有濡养、滋润等作用，属阴。机体脏腑、经络、形体官窍进行生理活动的能量源于气、血、津液；气、血、津液的生成，有赖于机体脏腑、经络等组织器官的协同作用，二者无论是在生理方面还是在病理方面都有着密切的关系。气、血、津液的失调与反应性关节炎的形成密切相关。

（1）气机失调　气是构成世界的基础物质之一，也是构成和维持人体生命活动最基本的物质。人体的气来源于父母的先天之精气、水谷之精气和存在于自然界中的清气，通过各个脏腑器官的综合作用将三者结合而生成。《难经·八难》云："气者，人之根本也。"《类经·摄生类》云："人之有生，全赖此气。"可见气对于机体的重要性。气是活力很强的精微物质，具有推动作用，对于人体的生长发育，各脏腑、经络等组织器官的生理活动，血的生成和运行，津液的生成、输布和排泄等，均有着推动和激发作用；气还具有温煦作用，其是人体热量的来源。气维持并调节着人体的正常体温，其温煦作用保证着人体各脏腑组织器官及经络的生理活动，并使血液和津液能够始终正常运行而不致凝滞、停聚。气具有抵御邪气的作用，一方面，气可以护卫肌表，防止外邪入侵；另一方面，气可以与入侵的邪气做斗争，以驱邪外出。而气升降出入的运动产生各种变化，成为气的气化作用，具体地说是指精气、血、津液各自的新陈代谢和相互转化。气、血、津液的生成，都需要将饮食物转化成水谷精微之气，然后再化生为气、血、津液，饮食物经过消化、吸收后，转变为糟粕等，都是气化作用的体现。气的升降出入失调，则导致气机不畅，气、血、津液运行失调，气化功能失调，气、血、津液代谢紊乱，化生乏源，津液亏损不能滋养脏腑、经络，则在外表现为卫表不固，外邪易入侵，且肢体失养，加之外邪留滞，筋脉不通，不通则痛，则发为痹。

气为血之帅，气既能够促进血和津液的生成，同时还能推动血和津液的输布。如果久病体虚，或劳累过度，或营养不足，或脏腑功能减退引起气的消耗过度，或生成不足，会导致气虚或气机紊乱。气虚则推动无力，使血和津液生成不足或运行迟缓，引起脏腑器官得不到充分的濡养。《内经》云："有诸内形诸外。"脏腑失养，功能失调，气失去其固有作用，不能防卫机体，也不能抗御外邪，则外邪留滞，邪盛正衰，发为痹。

（2）血虚失养　血是构成人体的基本物质之一，具有营养和滋润作用。血行脉中，内至脏腑，外达皮肉筋骨，环流不息，不断地滋润全身的脏腑、组织、器官，以维持正常的生理活动。《难经·二十二难》云："血者濡之。"这是对血的营养和滋润最简要的概括。《金匮钩玄·血属阴难成易亏论》云："目得之而能视，耳得之而能听，手得之而能摄，掌得之而能握，足得之而能步，脏得之而能液，腑得之而能气。是以出入升降，濡润宣通者，由此使然也。"指出目能视、耳能听、手能摄、掌能握等都是在血液的濡养作用下完成的，可见血的滋润、濡养对机体的重要作用。精血同源，气血同源，都赖于后天脾胃生化，后输布全身，濡养、滋润各脏腑内外。《读医随笔·气血精神论》云："津亦水谷所化，其浊者为血，清者为津，以润脏腑、肌肉、脉络，使气血得以周行通利而不滞者此也。凡气血中不可无此，无此则槁涩不行矣。"

《医原》云："阴血虚不能营运乎百体，津液耗不能滋养乎三焦。"朱丹溪指出："燥结血少。"如果血过度流失，或燥邪耗损，或生成不足，或血的濡养功能减退，均可引起血虚的病理变化，如"夫产血水俱下，腑脏血燥，津液不足，宿夹虚热者，燥竭则甚，故令渴"。脏腑血燥，失去濡养，津液不足，在初始可以表现为皮肤干燥无光，口、眼、鼻等孔窍干涩；如果机体长期处于津液不足、血虚失养的情况下，久之则脏腑功能受损。肺为华盖，肺失濡润则卫表不固，外邪乘袭；肝失濡润，气机郁滞，郁久化火，久之则肝血亏耗，临床表现为爪甲失养等，进一步则表现为关节疼痛、重着不利等情况。

本病病程日久，耗伤正气，患者平素体虚，阳气不足，卫阳不固，腠理空虚，外邪乘袭，痹阻筋脉、肌肉、骨节，而导致经络不通，不通则痛，发生疼痛等；或导致肢体活动不利等。本病初发以邪实为主，邪在筋脉，累及气血，气血功能失调，产生痰瘀等病理产物，邪实与痰瘀胶结，迁延日久，耗伤正气，损及肝、肾等脏腑，可出现除关节外的各种病变。

3.络病学说

络脉主渗灌诸节，《素问》："人有大谷十二分，小溪三百五十四名……皆卫气之所留止，邪气之所客也……肉之大会为谷，肉之小会为溪，肉分之间，溪谷之会，以行荣卫，以会大气……溪谷三百六十五穴会，亦应一岁。"溪谷为人体关节中重要组织，其中孙络散溢营血，濡养关节功能活动。肌肉相会合，均附于骨，较大的肌肉相会合之处称为谷，较小的肌肉相会之处称为溪，溪谷即分肉之间也。溪谷相会之处，营卫畅达其中，同时也是邪气舍止之场所。《灵枢·九针十二原》中"节之交，三百六十五会……"节，即是骨节而言，节之交实际上是指溪谷在周身骨节相交会之处。溪谷为肾所司，是体中重要组织，是血气于周身骨节流注的部位，同时也是客邪所留止和骨关节受邪的要害之处，邪循络入，致肢体筋脉关节疼痛。

第二节　西医病因病理

一、病因

从广义上讲，凡是由于细菌（如痢疾杆菌、脑膜炎双球菌等）、病毒（如乙型肝炎病毒）及其他病原体感染，经过 1～4 周出现的关节炎（而非病原体直接感染），称为反应性关节炎。国内外学者一般多将由于肠道感染和泌尿生殖系统感染后出现的关节炎称为反应性关节炎。

根据目前的报告，可以说绝大多数微生物感染后，均可引起反应性关节炎，主要分为三大类型：①非淋病性尿道炎后发病型：主要为衣原体；②细菌性腹泻后发病型：主要为沙门菌、志贺菌、耶尔森菌、弯曲菌、弧菌；③链球菌感染后发病型：主要为链球菌；扁桃体炎（扁桃体隐窝脓肿）引起的还包括其他许多细菌。

常见微生物如下：

（1）志贺菌属 志贺菌属（Shigella）菌感染流行过后，常可发生反应性关节炎或称瑞特综合征（RS）。有报告人发生 RS 的概率为 0.2% ～ 2%，但迄今未见宋内志贺菌引发 RS 的报道。

（2）沙门菌属 鼠伤寒沙门菌（S.serovar typhimurium）诱发本病最多，在沙门菌感染集团暴发约 3 周后可有 6% ～ 10% 患者发病。据研究，本病约 60% 病例为 HLA-B27 阳性或为与 HLA-B27 呈交叉反应的 HLA-B7、HLA-B60 阳性。由沙门菌或志贺菌引起的反应性关节炎，在临床表现上无差异。

（3）小肠结肠炎耶尔森菌（Yersinia enterocolitica，YE） 本菌是流行区最为一般性的反应性关节炎致病菌，青年人多发，发生于急性局限性胃肠炎之后。关节炎几乎全呈现为多发性，尤以下肢与手为多，临床症状呈慢性而反复活动。

（4）衣原体 沙眼衣原体（C. trachomatis）尿路感染之后发生的反应性关节炎已众所周知。衣原体性尿道炎患者的 1% ～ 3% 可继发关节炎。本病的诊断可根据尿道炎后出现至少 1 个关节的长期持续性关节炎，以患者血中衣原体抗体升高而确诊。

此外，还有报告假结核耶尔森菌、艰难梭菌、解脲脲原体（Ureaplasma urealyticum）、布鲁杆菌、包柔螺旋体、肺炎衣原体、支原体等数种微生物均可引发本病。

反应性关节炎患者的关节内存在微生物或其成分。目前的研究已经证实，反应性关节炎患者的滑膜组织、滑膜液及其沉淀物中存在致病微生物，如衣原体及其他菌体成分或其他抗原部分。目前用电镜可以看到滑膜组织中的整个衣原体结构、衣原体 RNA。后者强烈提示衣原体在最近是活的，因 RNA 酶会破坏旧的 RNA。Schumacher 在原位杂交的研究中，发现最多的衣原体 RNA 存在于滑膜组织的深部血管周围细胞。Granfors 等采用对病因性沙门菌脂质多糖特异性的单克隆抗体，研究了 9 例沙门菌肠炎后反应性关节炎患者的滑膜细胞，结果 9 例均为阳性，说明这些患者的关节滑膜细胞中存在沙门菌脂质多糖抗原。

沙门菌、志贺菌和耶尔森菌等引发反应性关节炎的细菌具有脂多糖（LPS），同时又具有攻击黏膜并侵入细胞，在细胞内进行增殖的能力，上述3菌属和衣原体菌体抗原在急性期过后反应性关节炎患者滑膜和关节液中的白细胞中可以找到。

关节中微生物或其成分的来源和途径：目前的研究表明，感染人体的微生物及其成分到达关节可能有下列途径：①血液传播：多年的研究表明，关节的作用就像网状内皮系统的一部分，并且是循环中的感染因子或其他颗粒定居的最初部分。静脉注射颗粒，最初是从血管漏出的，而不是初始的吞噬作用支持这一点。Whittum-Hudson 等在豚鼠的研究中初步证明病原体普遍地扩散到关节。②细胞携带：一些研究结果证明，其可能是通过细胞携带到关节。目前认为衣原体是被白细胞（主要为巨噬细胞）吞噬后携带到关节的。Granfors 等的研究证明，在外周血管和滑膜细胞内证实存在脂质多糖和细菌结构，可能是在细胞内被运输到关节的。

二、发病机制

1. 感染与反应性关节炎

目前公认的是细菌在其发病中起关键作用，病原体的存在可能是作为一种持续的刺激因素诱导免疫激活和细菌抗原的播散。已证明反应性关节炎的形成多与肠道革兰阴性菌感染（如耶尔森菌属、沙门菌属、志贺菌属和弯曲杆菌属）及泌尿系统感染（沙眼衣原体）有关。研究发现在瑞典近几十年来的胃肠道感染患者中，耶尔森菌肠炎、沙门菌感染及弯曲杆菌感染的患者，诱发反应性关节炎的概率均有增加。国外有学者研究了区域饮用水爆发的大肠杆菌和弯曲杆菌污染所致急性腹泻与并发的关节炎症状的关系，研究表明在4～5年后，当年无腹泻症状者中有15.7%有关节炎症状，而轻微和严重腹泻者，分别有17.6%和21.6%产生了关节炎症状。但是这些致关节炎细菌是如何破坏宿主的先天性和获得性免疫而导致某些风湿病，目前仍未解决。

宿主对抗病原体的异常防御反应同血清阴性脊柱关节病（SPA）发病机制相关，此种疾病包含与免疫细胞有关的大量滑液渗出。反应性关节炎是血清阴性脊柱关节病中的一种，研究发现反应性关节炎及未分化脊柱关节病患者提取的滑液中 IL-17、IL-6、转化生长因子 β（TGF-β）和干扰素 γ（IFN-γ）的浓度明显高于类风湿关节炎患者，滑液中上述因子的浓度也明显高于其血清浓度。对 HLA-B27 转基因鼠的研究发现，是细菌引发机体免疫系统产生应答而不是感染本身。在 SPA 小鼠模型中，CD163 阳性巨噬细胞在肠道及关节中表达均增加，而且除了 CD163 阳性巨噬细胞外，研究发现与类风湿关节炎患者相比，SPA 滑液中多形核细胞表达明显增加。这些数据表明，由微生物产物和自身调节相互反应导致的肠道及关节天然免疫细胞激活与 SPA 中炎症反应相关。

在沙门菌、志贺杆菌及耶尔森菌感染引起的急性反应性关节炎中，用酶联免疫吸附法（ELISA）、点印记和西方印记法测定患者血清及滑液中的外膜蛋白（OMP）、胞质片段、表面蛋白及脂多糖，研究表明细菌成分中的 OMP 是诱发反应性关节炎的主要细菌抗原。

2. 关于 Toll 样受体介导感染与免疫反应的假说

致关节炎病原菌是如何引发宿主免疫反应，继而导致关节炎症的产生，这一机制目前仍不明确，但在研究中发现几种致关节炎细菌的致病成分中含有天然免疫反应所识别的 PAMPs，这一识别主要是由 Toll 样受体（Toll-like receptors，TLRs）来完成的。TLRs 是病原微生物跨膜信号转导的重要受体，由 PRRs 组成，在天然免疫对微生物细菌感染应答中有着重要作用，可以帮助单核细胞、中性粒细胞、树突状细胞、自然杀伤细胞及 B 细胞识别病原体，从而激活机体有效防御基因转录，进而启动特异性和非特异性免疫反应抵抗病菌入侵，但主要参与机体抗感染的天然免疫反应。

现有不少证据表明不同类型 TLR 配基都有诱导关节炎发生的可能，每个 TLRs 识别的微生物成分大都不同。目前至少有 10 种人的 TLRs 已经被明确鉴定。TLR_7 和 TLR_8 由抗病毒复合物及单链 RNA 诱发，与机体对病毒（如流感病毒）的免疫应答有关，TLR_{11} 由于过早地终止密码子，被认为对人无任何功用。脂多糖（LPS）是革兰阴性细菌胞壁的主要成分，TLR_4是识别革兰阴性菌 LPS 的重要病原识别受体，同时也是真菌和分枝杆菌的组成结构和内源性配体，同时 LPS 也可发挥引物效应导致 TLR_2 表达的上调。最近研究发现，内源性配基如透明质酸酶、纤维连接蛋白、纤维蛋白原及热休克蛋白（HSP）等也可导致 TLRs 的活化，且已发现 HSP 和纤连蛋白在关节炎症的患者中表达非常丰富。细菌产物如链球菌胞壁成分 LPS 在诱导实验性关节炎时分别依赖 TLR_2、TLR_4 两种受体及相关结合分子——髓样分化因子 88（MyD88）。

TLR 受体激活复杂信号转导途径而导致最终的炎症介质释放和共刺激分子表达的上调，激活抗微生物的天然免疫应答，随后引起树突状细胞功能的成熟，最终导致抗原特异性的免疫应答。革兰阴性菌通过 LPS 的释放主要诱导 TLRs，特别是 TLR_4 驱动的信号路径，并刺激丝裂原活化蛋白激酶（MAPKs）及转录因子 NF-κB 路径，导致 NO 及炎症因子产生。已证实不管是内源性或外源性配体激活 TLR 都对关节炎的发展有重要作用，这些通路对引起反应性关节炎有关的许多不同的胞内微生物及外界入侵微生物的反应非常重要，可以产生无菌性炎症反应。

有学者通过建立反应性关节炎的鼠模型这一实验检测 TLRs 在识别反应性关节炎形成过程中细菌成分的作用，并且明确与之相关的细胞因子。此实验提示用细胞外液（ECW）预处理和 TLR_4/MyD88 介导 IL-6，而非TNF-α 对 ECW/LPS 诱导关节炎发展的必要性。证实了 IL-6 对反应性关节炎发展的重要作用，同时也指出 IFN-γ 及其上游区细胞因子部分参与ECW/LPS 诱导关节炎的形成。此实验的发现可以假定关节组成细胞对偶然或局部进入关节点细菌成分产生的应答非常微弱，而如果之前有过系统性细菌感染，再次接受细菌成分后则可刺激产生强烈的应答，第一次证明了系统性预处理对反应性关节炎形成的重要作用，同时也对理解反应性关节炎提供了新的基础。

3. 关于衣原体感染后反应性关节炎发病机理

（1）衣原体迁移至关节的机制　感染人体的微生物及其成分到达关节

可能有下列途径：①血液传播；②细胞携带。C 型沙眼衣原体的最初感染
部位是泌尿生殖道黏膜，在此部位，它们进入且存活于宿主细胞的单核细
胞和树突状细胞（DC）中。当这些细胞进入循环血液，便成为播散细菌的
工具。关节是细胞播散细菌的一个部位，所有脊柱关节病病原体，包括耶
尔森菌，最普遍的都是这种播散方式。

（2）完善的反应性关节炎的病原体－衣原体生命循环行为的独有特
征　在反应性关节炎患者的关节中，衣原体有其独特的生命循环特征。单
核细胞是长寿细胞，是衣原体的理想宿主细胞。当代谢静止状态的衣原体
感染宿主细胞时，它仍含有感染力的包涵体（EB），这种包涵体通过黏附
在宿主细胞表面，被巨噬细胞吞噬，在巨噬细胞内分裂、增生。重组的包
涵体在细胞内溶解或胞吐而释放，成为进一步感染宿主细胞的病原体。当
然，衣原体为了能持久存活，也修改了自身正常的生命循环。衣原体持续
感染宿主细胞时，结构发生了变化，一方面衣原体主要外膜蛋白（MOMP）
的合成减少；另一方面，57-kPa 热休克蛋白（HSP60）和脂多糖复合物大
量扩增。这些结构上的变化解释了电子显微镜下发现的异常形态的持续性
状态的衣原体。另外，涉及衣原体能量路径的基因也发生了改变，在早期
复制感染期主要来自衣原体，持续感染阶段主要来自宿主。

总之，在反应性关节炎的关节中，衣原体有其特异性，而这些形态学异
常衣原体用传统的技术培养不出来。尽管它们仍然代谢活跃，但已经在相当
大程度上修饰了自身的基因表达图谱。以上描述的生命循环方式不能扩展到
肠杆菌引起反应性关节炎，因为肠杆菌不是专性的细胞内病原体。

（3）衣原体如何逃避宿主防御　衣原体逃避宿主防御有以下几种策略：
①衣原体抑制宿主细胞凋亡；②衣原体诱导 T 淋巴细胞凋亡；③衣原体下
调抗原提呈分子的表达 [下调免疫优势抗原，如 MOMP 的合成，也抑制干
扰素（IFN-γ）诱导的人类组织相容性抗原 MHC-Ⅱ类分子和 IFN-γ 诱导的
MHC-Ⅰ类分子的表达]，使得衣原体能逃避有效的免疫应答。

（4）HLA-B27 介导的衣原体持续状态的机制　在体外感染的模型
中，HLA-B27 能抑制衣原体复制。因为分泌性的非膜表达 B27 分子抑制了

HLA-B27 特异性 T 细胞，而且由细菌产生的可溶性 HLA-B27 抑制了细胞毒性 T 细胞，从而导致了衣原体的持续状态。

（5）抗生素的治疗不一定能根除衣原体　最近有研究表明，在体外衣原体感染的模型中，延长环丙沙星和氧氟沙星的治疗，衣原体仍然持续存在于反应性关节炎的宿主中。环丙沙星和氧氟沙星非但不能根除衣原体，甚至可使衣原体从增生阶段变为持续阶段，但其机制尚未完全清楚。

4. 关于小肠结肠炎耶尔森菌进入关节的研究

在感染患者的关节中发现的细菌抗原是疾病发展过程中的关键因子。Gaston 的实验认为潜伏感染的耶尔森菌被激活后，细菌进入关节，关节滑液中耶尔森菌 16S rRNA 的出现表明活细菌可到达关节。目前还不完全清楚致病微生物如何从感染最初部位（黏膜表面）进入关节。在反应性关节炎患者的外周血中可发现大量携带引发反应性关节炎的细菌菌体抗原的吞噬细胞，推测在反应性关节炎中这些吞噬细胞可能离开肠道通过淋巴管或血管壁进入外周循环。此外，关节滑液管的特性及某些与滑膜特异性定居有关的黏附分子也有助于引导单核细胞从黏膜部位进入关节。Wuorela 的实验发现，与小肠结肠炎耶尔森菌 O：3 血清型菌株（41471/83）孵育的单核细胞显示出与未受刺激的内皮细胞连接能力显著增强，同时唯一在数分钟内即有表达增强的是内皮细胞表面的 P 选择素。该文提示，小肠结肠炎耶尔森菌通过上调内皮细胞表面 P 选择素的表达而增强与未受刺激的血管内皮细胞的连接能力，这可能与单核细胞进入健康关节从而引发反应性关节炎中的炎症反应相关。该实验结果与 Gripenberg-Lerche C 的报道一致，该文发现在小肠结肠炎耶尔森菌诱导发反应性关节炎的动物模型中，感染后第三天就可在小鼠关节中发现该菌抗原。P 选择素的上调可能在反应性关节炎的引发和持续中起关键作用，甚至可为预防和治疗急慢性关节炎症提供新思路。

5. HLA-B27 与反应性关节炎

HLA-B27 阳性患者反应性关节炎较为常见，曾称为与 HLA-B27 有关的关节炎。Keat 报道肠源性感染后反应性关节炎病例 HLA-B27 阳性率达

72%～84%。HLA-B27 与骶髂关节炎有关，与其他关节炎关系不密切。在衣原体相关性关节炎中，骶髂关节炎的发生率为 33%；在一组 HLA-B27 阳性患者中，骶髂关节炎增加到 54%。HLA-B27 在反应性关节炎病理过程中的作用至今尚未完全清楚：①有关报告认为，HLA-B27 可能影响吞噬细胞对细菌的处理。② HLA-B27 与耶尔森菌和志贺菌蛋白有类似的氨基酸序列，并因为这一分子学的模拟能产生血清交叉反应，交叉反应可能导致耐受和病原体的持续存在。③改变与细胞之间的相互作用。最近在体外的研究证明，部分伤寒沙门菌侵入培养的细胞内数天后，在转染了 HLA-B27 的细胞内仍有大量的菌体存在，与转染 HLA-A2 的细胞形成鲜明的对比，这说明即使不经免疫反应，HLA-B27 就可改变细胞和细胞的相互作用。④最近报告链球菌感染后反应性关节炎与 HLA-B27 相关性不明显，但可能与HLA-B39 及与 HLA-B27 显示交叉反应的 HLA 有关。

综上所述，反应性关节炎的发病机制可能是病原体感染，然后通过血液和细胞途径，活动度低的（即培养阴性）病原体或其菌体成分被运输到关节，在 HLA-B27 或与其有交叉反应的其他 HLA（如 HLA-B39）存在下，发生交叉反应，形成对病原体和 HLA 的免疫复合物，从而引起关节炎症。

6. HLA-B27 与反应性关节炎

（1）与 HLA-B27 功能相关的假说　微生物和自身抗原间的分子模拟可能打破自身耐受而导致自身免疫是这一假说的基础。该假说认为，自身组织中存在特有的内源性抗原肽，HLA-B27 的功能是特异性地递呈这种抗原肽而诱导自身免疫 CD8+ 细胞毒性 T 细胞反应。在正常情况下 HLA-B27 的递呈水平较低，致使 T 细胞在胸腺发育过程中经阳性和阴性选择后，既不能诱导克隆删除，又不能激发免疫应答。但是当带有某些具有结构同源性蛋白的病毒或细菌感染时，则可以致敏耐受的 T 淋巴细胞，从而识别以低水平递呈的内源性抗原肽，引起自身免疫细胞毒性反应而损伤组织。组织损伤所释放的自身抗原又可以进一步扩大这种自身免疫，如此逐步放大而发病，最终导致更加严重的组织损伤和弥漫性炎症。

较多相关研究支持这一理论，许多成骨 / 软骨相关蛋白衍生肽也被揭示可能是 HLA-B27 的配体，同时有大量的 HLA-B27 抗原肽被认为与致病细菌序列具有较高的同源性。研究发现，自身分子（aa309-320）来源并由 HLA-B27 递呈的自身抗原与沙眼衣原体来源的肽具有很高的同源性，而这种自身抗原是 HLA-B2705、HLA-B2702 和 HLA-B2704 等 AS 相关亚型的天然配体，却不是 HLA-B2706 和 HLA-B2709 亚型（未显示与 AS 相关）的配体。另有一种血管肠肽受体 1（VIPR1）的自身肽（aa400-408）与一种 EB 病毒衍生肽 LMP2（EB 病毒潜伏膜蛋白 2，aa236-244）具有高度同源性。亚型中 HLA-B2705 结合 VIPR1 有常规和非常规的模式，HLA-B2709 都是以常规方式与 VIPR1 结合，而与 LMP2 以非常规结合的模式与 VIPR1 的非常规模式显示了高度的分子模拟，并能够触发随后携带 HLA-B2705 亚型人体内 T 细胞的交叉反应。此外，有研究表明另一个自身肽胰高血糖素受体（GCGR）与 VIPR1 和 LMP2 同源，并且能够与 HLA-B2705 以二元构想结合，进一步支持了该理论。

目前疾病相关的抗原肽还没有得到证实。HLA-B2705 和 HLA-B1403 都与 AS 相关却没有显示同源性。研究中的转基因大鼠最后可以脱离 CD8$^+$T 细胞，逐渐发展成独立炎症外显型。所有上述各点引申开的其他假说可能可以解释 HLA-B27 与疾病相关的发病机制。

多年研究发现，多数 AS 患者有肠道或泌尿生殖系统细菌感染的病史，AS 的特征性关节炎往往在肠道或泌尿生殖系统的细菌感染后出现，并且通常是在具有 HLA-B27 阳性标记的个体中。因此，增强 HLA-B27 细胞中微生物生存力的理论认为，细胞内微生物存活量的提高在 AS 发病过程中也起到一定的作用。HLA-B27 因无效肽装载可引起免疫系统的异常激活和调节，导致病毒和细胞内细菌增殖，降低抗原肽的清除率。

体外研究发现，HLA-B27 分子能调控宿主细胞对致关节炎（反应性关节炎）细菌入侵的反应，增强反应性关节炎细菌的侵袭性和在细胞内的生长能力。转基因动物研究也有发现，能引起关节炎的细菌在转染过 HLA-B27 的小鼠成纤维细胞株中具有更强的生存力。在转染 HLA-B27 的人细胞株中，入侵的细菌在几天的培养中能高比例成活。这些研究结果表明，细菌能在 HLA-B27 宿主体内存活更久。此外，在表达 HLA-B27 的细胞中，还有增强肠炎沙门杆菌存活的相关报道。这种受损的免疫反应可能会导致 AS 的发生，但没能解释这种病理情况发生的准确机制。

（2）于 HLA-B27 的作用在转基因动物研究中的初步结果　实验表明，当老鼠携带 HLA-B27 转基因时，它们将患上关节炎。同人的反应性关节炎稍微有些相似，如果它们处于没有细菌或没有病原体的环境中，这些动物不会发生自发性关节炎；将它们置于特定的条件下，就有可能会患上关节炎，尤其值得注意的是携带了 HLA-B27 转基因，但敲除了 β_2 微球蛋白基因的老鼠更易患上关节炎。因为 β_2 微球蛋白对 CD8$^+$ 淋巴细胞或单克隆抗体识别 HLA-B27 重链确有作用。人类 β_2 微球蛋白对小鼠关节炎的发生起着"允许"的作用，其对 HLA-B27 的 4 级结构是必需的，而缺少 HLA-B27 的 CD8$^+$T 淋巴细胞，提呈那些到目前为止已经明确了的人类候选关节基因多肽是不可能的。虽然这些动物研究不能给我们提供人类关节炎的发病机制，但提出了 HLA-B27 相关的反应性关节炎是否由 HLA- I 类分子提呈的保守性多肽介导的问题。

（3）HLA-B27 基因者对细菌感染的易感性　由多种细菌引起的关节炎的细菌有一个共同特征：它们都是兼性的细菌内病原体。HLA-B27 基因者对反应性关节炎更敏感，可能是因为他们的细胞更易接受细菌的入侵并易使它们在细胞内繁殖，但就细胞列阵来说，没有一致结论。然而，用 HLA-B27 转染细胞可观察到它更易允许细菌存活。有报道认为：① HLA-B27 可能影响吞噬细胞对细菌的处理；② HLA-B27 与耶尔森菌和志贺菌蛋白有类似的氨基酸序列，能产生血清交叉反应，交叉反应能导致耐受和病原体的持续存在；③即使不经过免疫反应，HLA-B27 就可改变细胞和细胞的相互作用；④最近报告链球菌感染后反应性关节炎与 HLA-B27 相关性不明显，但可能与 HLA-B39 及与 HLA-B27 显示交叉反应的 HLA 相关。但是有研究发现 HLA-B27 不能修饰对感染的易感性、感染症状的持续时间和细菌存在的持续时间，这将对体外细菌存活环境的相关性提出疑问。这些体外试验的结果非常重要，至少其推测了 HLA-B27 能修饰细胞行为而不涉及免疫网络作用，由此引出了下一部分描述的信号理论。

（4）HLA-B27 通过修饰细胞信号引起的关节炎　1998 年报道了一种完全不同的假说：转染了 HLA-B27 的 Hela 细胞对体外的细菌入侵有信号反应，但在对照组细胞却没有，它解释了为什么 HLA-B27 细胞能容纳细菌存活，而对照细胞完全不能。1999 年观察到 HLA-B27 在完善内质网内面时，蛋白以非常低的速度折叠这一点同其他的 HLA 等位基因不相似。理论上，这种慢速折叠可能导致细胞内信号经内质网"未折叠蛋白反应"和"超负荷蛋白反应"传导。"超负荷蛋白反应"能激活前炎症 NFκB 途径，而且涉及胞质纤维化、Alzheimer 病和 α1 抗胰蛋白酶缺陷。慢速折叠的 HLA-I 类分子实际上可以作为自由重链表达于细胞表面，这就解释了为什么携带 HLA-B27 重链转基因，使不表达轻链的老鼠会患上关节炎。

7. CD4$^+$T 细胞与反应性关节炎

关节中细菌抗原或 DNA 的出现表明免疫反应可由局部抗原诱导。目前认为 Ye-HSP60 是反应性关节炎及其他关节炎中 T 细胞识别的免疫优势抗原。首先，它是一系列反应性关节炎患者关节滑液 Th 细胞识别的主要细菌成分；其次，HSP60 衍生的多肽可刺激耶尔森菌感染而引起反应性关节炎患者关节滑液 CD8$^+$T 细胞以 HLA-B27 限制性方式增殖；其三，反应性关节炎患者发生关节炎症数年后可在外周血细胞中发现 Ye-HSP60。

（1）Ye-HSP60 启动的 CD4$^+$T 细胞反应　实验发现从某耶尔森菌诱导的反应性关节炎患者关节滑液单个核细胞（SFMC）中分离出 Ye-HSP60 特异性 CD4$^+$T 细胞克隆（TCC），用 3 个重组 Ye-HSP60 片段检测 CD4$^+$ TCC 特异性，发现所分析的数种 TCC 识别的最小共同表位为 12 体核心表位 322-333（氨基酸序列：RVVINKDTTIII）。该表位由抗原递呈细胞（APC）以一种模糊的方式（"promiscuous"，即可由多种 DR 等位基因）递呈给这些 TCC。在这些 TCC 中，Th1 克隆和 IL-10 分泌性 T 细胞克隆可被平行激活，有时有相同的抗原特异性。有学者认为，反应性关节炎患者关节滑液 CD4$^+$T 细胞识别 Ye-HSP60 上一个 12 体表位，T 细胞反应为多克隆多特异性，各抗原特异性 TCC 分泌的优势细胞因子为 IFN-γ，而 IL-10 产量不均衡，可能这两种类型（IL-10 产量高、IL-10 产量低）TCC 数量的平衡决定着耶尔森菌被清除还是持续感染。推测与 IFN-γ 和 IFN-α 共同分泌的 IL-10 可能会有效抑制宿主抗菌免疫反应，IL-10 过量分泌可使 Th1 细胞因子反应无效而导致耶尔森菌持续感染。该过程可能在反应性关节炎发病机制中起重要作用。

（2）γδT 细胞的作用　　γδT 细胞表达 γδTCR，通常缺乏 CD4 或 CD8 分子，不依赖经典 MHC 分子识别抗原。γδTCR 主要识别完整的多肽而不是小的多肽片段，这种作用方式与 Ig 类似。Young 的实验认为，γδT 细胞可能参与了反应性关节炎的免疫病理机制。从正常人和反应性关节炎患者的 PBMC 和 SFMC 中均可分离出与耶尔森菌感染的靶细胞反应的 CTL 系，这些耶尔森菌反应性 T 细胞主要表达 γδTCR（Vγ9Vδ2），以一种非 MHC 限制性方式杀伤受感染的靶细胞。但是，这些 CTL 系细胞对表达 HLA-B27 的靶细胞杀伤作用极弱，可能是由于反应性关节炎相关的革兰阴性菌对 HLA-B27 阳性细胞系感染率较低。因为反应性关节炎与 HLA-B27 联系紧密，人们可能会认为以非 MHC 限制性方式裂解受感染靶细胞的 T 细胞群不参与反应性关节炎的免疫病理机制，但 HLA-B27 虽然不直接参与 γδT 细胞对受感染靶细胞的识别，可能会间接调控 γST 细胞的活性，这种对 γδT 细胞活性的干扰可能会影响 αβT 细胞的功能。对小鼠的实验表明，在感染最早阶段，γδT 细胞可影响细胞因子环境，决定 Th1 反应还是 Th2 反应占优势。总之，学者认为反应性关节炎患者体内存在与耶尔森菌反应的 γδT 细胞，然而，尚不知在正常个体与反应性关节炎个体之间是否存在 γδT 细胞反应定量或定性的差异。反应性关节炎个体与正常个体的耶尔森菌反应性 γδT 细胞之间是否表现出不同的细胞因子反应，γδT 细胞在反应性关节炎发生和进展中是否扮演了病理性角色都有待于更深入的研究。

综上所述，当前认为反应性关节炎是一种多种因素共同参与的慢性炎症性疾病，是环境、遗传、炎症或感染等多种因素共同作用的结果。反应性关节炎发病的具体机制仍不明确，仍需要更多的研究和探索。

参考文献

[1] 苏哲坦. 反应性关节炎 [J]. 中华风湿病学杂志，2001，5（1）：49-51.

[2] 廣瀬健二，刘荣有. 细菌感染与反应性关节炎 [J]. 日本医学介绍，2006，27（4）：156-157.

[3] 崔永虹，巩路. 天然免疫在反应性关节炎发病机制中的作用 [J]. 天津医药，2008，36（7）：562-564.

[4] 赵丽珂，古洁若. 病原体和 HLA-B27 在反应性关节炎中的作用 [J]. 中国药物与临床，2004，4（6）：451-454.

[5] 黄烽，李胜光，余得恩. HLA-B27 相关性反应性关节炎的发病机制 [J]. 中华风湿病学杂志，1998（3）：171.

[6] 陈彬，徐卫东. 强直性脊柱炎与人类白细胞抗原 -B27 相关因素的发病机制研究 [J]. 中华风湿病学杂志，2012，16（3）：212-214.

[7] 丁洁. 106 耶尔森菌感染后反应性关节炎发病机理研究进展 [J]. 国外医学（免疫学分册），2002，25（6）：300-303.

第三章 反应性关节炎的诊断与鉴别诊断

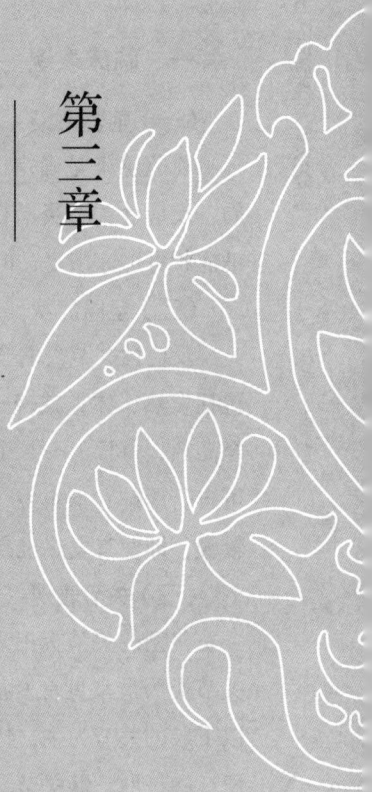

第一节　诊断要点

一、临床表现

（一）前驱感染

前驱感染是确定诊断的一项依据，通常间隔 1～7 天，最多不超过 4 周。反应性关节炎潜伏时间往往难以准确界定，通常为 1～3 周，前驱感染症状可迅速恢复，但不久即可出现关节的疼痛和关节外的其他症状。

（二）全身症状

反应性关节炎的全身症状常见，呈非特异性，一般在感染后数周出现，包括发热、体重减轻、严重的倦怠、乏力和大汗等表现。其中热型多为中至高热，每日 1～2 个高峰，多不受退热药物影响，通常持续 10～40 天，可自行缓解；但继发于生殖系统感染后的反应性关节炎，其全身症状往往较轻，即使有发热也是低热。

（三）关节表现

典型的关节炎出现在尿道或肠道感染后 1～6 周，呈急性起病。急性关节炎为最常见首发症状，多为非对称性、寡关节受累。其中外周关节炎以下肢的关节为主，特别是膝、踝、趾跖和趾间关节，是最常受累的部位，肩、腕、肘、髋关节及手和足小关节亦可累及。外周小关节的对称性病变不常见，关节病变通常呈非对称性、游走性及炎性过程，病变关节表现为局部发红、皮温升高、肿胀积液、疼痛和触痛、关节功能障碍。可伴有关节周围炎、肌腱端炎及肌痛，其中肌腱末端炎是本病突出的表现之一，甚至是唯一的表现。炎症病变典型地发生在肌腱附着于骨的部位，而不在滑膜，表现为腊肠指（趾）的症状，与炎症主要局限在滑膜组织的类风湿关节炎正好相反。其中跟腱炎和跖腱膜炎是反应性关节炎患者的常见症状，其他肌腱末端炎表现也是有价值的诊断依据。骶髂关节受累表现为下腰背痛、腹股沟痛及其局部压痛。清晨腰骶部痛见于 20%～30% 的耶尔森关节炎及某些沙门菌关节炎患者。多数典型病例发生于 HLA-B27 阳性的年轻人中，而在幼儿中罕见。

反应性关节炎具有复发倾向，初次发作常在 6 个月内就可恢复，而复发率为 15%～50%，其中 5%～30% 的病例发展为慢性关节炎，表现为关节畸形、强直。对不同感染因素引发的反应性关节炎的研究发现，完全缓解后，反应性关节炎仍可由某些微生物抗原再次激发，引起暴发性复发甚至导致慢性关节炎。

近年发现，包括细菌、病毒、衣原体、支原体、螺旋体等在内的绝大多数微生物感染后均可引起反应性关节炎，但临床中仍以某些特定的泌尿生殖系或胃肠道感染后短期内发生的一类外周关节炎为多见。目前临床上根据前驱感染的不同可分为以下三种类型。

1. 非淋球菌性尿道炎后发病型

男性明显多于女性，在日本为 5∶1，尿道炎症状可轻可重，有些病例甚至可无尿道炎症状；常在尿道炎后 1～3 周发生关节痛，常因再感染而复发。骶髂关节炎发生率为 33%，HLA-B27 阳性者可达 54%。

2. 细菌性腹泻后发病型

此型男女比例相等。常在肠炎后 1～3 周出现关节炎，最初至少有 80% 可完全康复；但一些沙门菌感染后关节炎也可变成慢性或反复发作，耶尔森菌和志贺菌感染后 5～10 年，约 20% 患者可发生骶髂关节炎。

3. 链球菌感染后发病型

年龄 20～50 岁，有反复发作的扁桃体炎和关节炎，其病程可为 2 周～20 年，可见肌腱附着端痛，多数有双侧胸锁关节炎，常呈多发性关节痛，在发病 1 周时，因行走困难而强迫卧床，以前常诊断为成人斯蒂尔病。

（四）其他系统表现

1. 泌尿生殖道炎症

典型患者是在性接触或痢疾后 7～14 天发生无菌性尿道炎。男性患者有尿频和尿道烧灼感，尿道口红肿，可见清亮的黏液样分泌物，也可以出现自发缓解的出血性膀胱炎或前列腺炎。漩涡状龟头炎表现为阴茎龟头和尿道口无痛的浅表性红斑溃疡，见于 20%～40% 的男性患者。龟头炎的发生与尿道炎的有无或轻重无关，一般在几天或几周痊愈，极少数可持续几个月。女性患者可表现为无症状或症状轻微的膀胱炎和宫颈炎，有少量阴道分泌物或排尿困难。值得注意的是，尿道炎的症状也会出现在由肠道感染引发的反应性关节炎中，临床中应注意鉴别。

2. 皮肤黏膜表现

超过 50% 的患者可出现皮肤黏膜症状。溢脓性皮肤角化症为病变皮肤的过度角化，见于 10%～30% 的患者；通常出现于足底和手掌，也可累及指甲周围、阴囊、阴茎、躯干和头皮；开始为红斑基底上清亮的小水疱，然后发展成斑疹、丘疹并形成角化小结节。这种皮损无论从临床表现还是从组织病理上都很难与脓疱性银屑病相鉴别，类似于银屑病的指甲角化，也可见于 6%～12% 的患者。5%～15% 的患者可出现一过性浅表口腔溃疡，溃疡多位于硬腭和软腭、牙龈、舌和颊黏膜，开始表现为水疱，逐渐发展成浅小、有时融合的溃疡，多为无痛性。结节红斑是耶尔森菌感染的临床表现，常见于女性、HLA-B27 阴性及缺乏胃肠道症状的患者。

3. 眼部症状

1/3 的 ReA 患者可出现结膜炎，通常症状较轻，常常在关节炎发作时出现，可以是单侧或双侧受累，伴有无菌性分泌物。1～4 周多可自发缓解，但很容易复发。5% 的患者出现眼色素膜炎（虹膜炎），表现为眼睛疼痛、发红和畏光，预后一般较好，但是如不治疗，有 11% 的患者可出现失明。角膜炎、角膜溃疡、表面巩膜炎、视神经和球后神经炎、前房积血也可见于持续性或慢性患者。

4. 心脏表现

心脏表现包括主动脉病变和传导异常。主动脉环和升主动脉是较常受累的部位，少数患者由于主动脉中层病变和主动脉根部扩张最终发生主动脉瓣关闭不全。5%～14% 的患者可出现心电图异常。慢性病患者（病程超过 10 年）最常报道的为 I 度房室传导阻滞，可能进展为 II 度或完全性房室传导阻滞。

5. 其他

蛋白尿、镜下血尿或无菌性脓尿可见于大约50%的性传播型ReA，并且常常是无症状的；肾小球肾炎和IgA肾病可见于少数患者；严重的系统性坏死性血管炎、血栓性浅表性静脉炎、紫癜、淀粉样变性、颅神经和周围神经病也是慢性病患者少见的并发症。

二、实验室检查

1. 病原体培养

关节液培养阴性，但其沉淀物或滑膜可检出活动度极低的衣原体或它的菌体成分DNA或其抗原。衣原体抗体滴度升高，急性期粪便或其他排泄物衣原体培养阳性。

有尿道炎症状者可做尿培养；有肠道症状时，大便培养对确定诱发疾病的微生物有帮助；有些病例咽拭子培养常可见链球菌生长。

2. 血常规及炎症指标

慢性患者可出现不同程度贫血。急性期可有白细胞增高、红细胞沉降率（ESR）增快、C反应蛋白（CRP）升高。

3. 免疫学检查

同其他脊柱关节病一样，患者通常为类风湿因子（RF）阴性，抗核抗体阴性。部分患者可有抗链球菌素"O"（ASO）阳性，慢性患者补体水平可以增高。

4. HLA-B27检测

HLA-B27常呈阳性，其次为B39，以及与B27有交叉反应的B61、B7、B22、B40、B60等。B27分型在判断疾病严重性、长期性、发生脊柱炎和葡萄膜炎的倾向性方面有着重要的预后意义。亦有调查研究表明，HLA-B27阳性与中轴关节病、心肌炎、眼色素膜炎相关。此外，B27分型不仅有助于不典型病例的诊断，阳性可增加ReA的可能性。因此，该项检查对本病的诊断有辅助价值。

5. 影像学检查

在早期或轻症病例，可以没有放射学改变或仅有限于关节旁的骨质疏松。病程长期持续的患者，可看到受累关节边缘侵蚀和关节间隙消失。与所有脊柱关节病一致，带有反应性新骨形成的滑膜炎是特征性表现。跖腱膜附着处骨刺常见。

附：各种肠源性关节炎的影像学表现特征

疾病	骶髂关节炎	脊椎炎	关节及其周围结构改变	其他
溃疡性结肠炎	+	+	软组织肿胀	骨膜炎（少见）
			骨质疏松	
			关节间隙变窄（少见）	
			骨质侵蚀、囊肿（少见）	
克罗恩病	+	+	软组织肿胀	骨膜炎（少见）
			骨质疏松	骨化性肉芽肿（少见）
			关节间隙变窄（少见）	
			骨质侵蚀、囊肿（少见）	骨髓炎（少见）
			化脓性关节炎（少见）	
Whipple 病	+	+	软组织肿胀	皮下结节（少见）
			骨质疏松	
			关节间隙变窄（少见）	
			骨质侵蚀、囊肿（少见）	
细菌感染性肠病	+	+	软组织肿胀	
			骨质疏松	
			化脓性关节炎	
小肠旁路手术	+	+	软组织肿胀	骨软化（少见）
			骨质疏松	
			痛风（少见）	
Laennec 硬化			软组织肿胀	软组织钙化（少见）
			骨质疏松	
胆道硬化			软组织肿胀	骨软化

续 表

疾病	骶髂关节炎	脊椎炎	关节及其周围结构改变	其他
			关节间隙变窄	黄色瘤
			骨质侵蚀、囊肿	骨膜炎（少见）
			软骨钙盐沉积（少见）	
病毒性肝炎			软组织肿胀（少见）	皮下结节
胰腺疾病			软组织肿胀（少见）	皮下结节
			骨质疏松	骨质溶解
			骨质侵蚀、囊肿（少见）	骨膜炎
			骨坏死	骨转移

第二节 诊断标准

目前多沿用 1996 年 Kingslev 与 Sieper 提出的 ReA 分类标准：

（1）外周关节炎：下肢为主的非对称性寡关节炎。

（2）前驱感染的证据：①如果 4 周前有临床典型的腹泻或尿道炎，则实验室证据可有可无；②如果缺乏感染的临床证据，必须有感染的实验室证据。

（3）排除引起单或寡关节炎的其他原因，如其他脊柱关节病、感染性关节炎、莱姆病及链球菌 ReA。

（4）HLA-B27 阳性，ReA 的关节外表现（如结膜炎、虹膜炎及皮肤、心脏与神经系统病变等），或典型脊柱关节炎的临床表现（如炎性下腰痛、交替性臀区疼痛、肌腱端炎或虹膜炎），以上条件不是 ReA 确诊必须具备的条件。

第三次国际反应性关节炎会议提出的诊断标准把链球菌感染后关节炎除外；但最近在小林茂人的报告中，把链球菌感染后反应性关节炎合并在一起，并提出扁桃体刺激试验作为参考诊断的方法。即按压扁桃体，在 24 小时内出现 CRP 升高，白细胞增多，体温升高，关节炎恶化，此种患者扁桃体切除 3 周内关节炎好转。Schumacher 认为，某些反应性关节炎的患者无明显感染证据，无胃肠道症状；但存在骶髂关节炎。后者可能提示存在反应性关节炎。

第三节 鉴别诊断

反应性关节炎主要与其他关节炎相鉴别，如需与化脓性关节炎、风湿性关节炎、痛风性关节炎、脊柱关节病的其他类型（如银屑病关节炎、强直性脊柱炎和炎性肠病性关节炎）等相鉴别。

一、强直性脊柱炎

强直性脊柱炎好发于青年男性，病变主要累及中轴关节，也可累及外周关节，在病程的某一阶段甚至可以出现类似反应性关节炎的急性非对称性少关节炎，但患者常同时有典型的炎性下腰痛和影像学上证实的骶髂关节炎。影像学上，强直性脊柱炎脊柱症状一般发生较早、较重，椎旁组织钙化多，在相邻两椎体形成"竹节样"脊柱，而反应性关节炎多是部分性骨桥。

二、银屑病关节炎

银屑病关节炎以手指、足趾远端关节受累更为常见，发病前或发病过程中可出现银屑病的皮肤或指甲病变。其中，反应性关节炎的溢脓性皮肤角化症和脓疱性银屑病在临床和组织学上均非常相似，但银屑病关节炎皮肤角化大多只见于手掌和足底，没有前驱感染症状，以上肢关节为主，无龟头炎、尿道炎等表现，有利于与反应性关节炎相鉴别。

三、炎性肠病性关节炎

炎性肠病性关节炎除可有类似反应性关节炎的急性非对称性少关节炎外，还伴有明显的胃肠道症状，如反复腹痛、脓血便、里急后重等，外周关节炎严重程度与肠道病变严重程度相关，并随炎性肠病治疗而消退。多数不遗留关节畸形，偶有小关节和髋关节破坏。反应性关节炎在反复发作过程中可发生关节畸形、强直、骶髂关节炎和（或）脊柱炎。炎性肠病性关节炎粪便常规可见红、白细胞，潜血阳性；纤维结肠镜检查可以明确克罗恩病或溃疡性结肠炎的诊断，有助于进一步诊断炎性肠病性关节炎。

四、化脓性关节炎

化脓性关节炎可见全身中毒症状，高热伴寒战等，关节局部疼痛、红肿、功能受限和障碍，肿胀明显，皮温升高。最常发生于髋关节和膝关节，以单发关节为主。一般无眼炎、骶髂关节炎和皮肤黏膜损害等。关节囊可培养出致病菌，最常见的病原菌是金黄色葡萄球菌。感染途径多为血源性传播，少数为感染直接蔓延。血常规提示白细胞总数增高、中性粒细胞数增高、血培养阳性有助于诊断。

五、急性痛风性关节炎

痛风性关节炎多发于中老年男性，有高嘌呤饮食史，最常累及第一跖趾关节，急性发作表现为关节红、肿和剧烈疼痛，常可继发肾脏合并症及输尿管结石等。血尿酸水平往往升高，滑液中有尿酸盐结晶。疾病过程早期 X 线无异常，但疾病进展后期骨的悬垂边缘冲击损害（"鼠咬式损害"）明显。而反应性关节炎主要侵犯下肢关节，寡关节，非对称性，肌腱末端炎是本病突出的表现。

六、风湿热引起的关节炎

风湿热引起的关节炎属于广义反应性关节炎的范畴，好发于青少年，发病较急，起病前 2 ～ 3 周多有链球菌感染史，可见咽痛、发热，累及关节以四肢大关节为主的对称性、游走性疼痛，并伴有红、肿、热的炎症表现。风湿热患者常发生心肌炎，而反应性关节炎却少见。实验室检查抗链球菌溶血素 "O"、抗链激酶、抗透明质酸酶和抗核苷酶联合检测阳性率可达 95%，且为高滴度，而反应性关节炎亦可阳性，多为低滴度。风湿热引起的关节炎 HLA-B27 阴性，而反应性关节炎多数患者 HLA-B27 阳性。

七、骨性关节炎

中老年人多发，主要累及膝、髋等负重关节，活动时关节痛加重，可有关节肿胀和积液。部分患者远端指间关节出现特征性赫伯登结节，近端出现布夏尔结节。骨性关节炎无泌尿生殖道、胃肠道等感染病史，骨性关节炎 HLA-B27 常为阴性，而反应性关节炎多数患者 HLA-B27 阳性。

八、类风湿关节炎

二者均有小关节炎，但反应性关节炎多为下肢寡关节、非对称性炎症，且常伴有泌尿生殖道、胃肠道感染病史；类风湿关节炎多为对称性小关节炎，以近端指尖关节和掌指关节、腕关节受累常见，晨僵明显，可见皮下结节，类风湿因子、抗 CCP 抗体阳性。

参考文献：

[1] 小林茂人.反应性关炎最新的知见 [J]. 日本内科学会杂志，1998，87：1388-1394.

[2] Keat A.Reiters syndrome and reactive arthritis in perspective[J].New England JMedicine，1983，309：1066.

第四章

反应性关节炎的
中医治疗

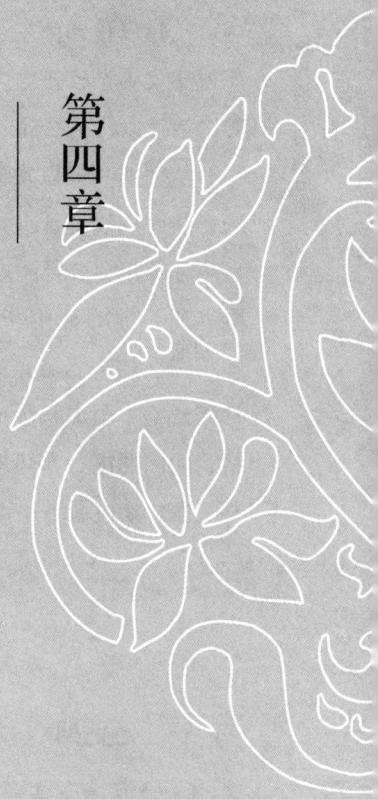

临床上常将反应性关节炎分为活动期和缓解期。中医治疗基本原则为急则治其标，缓则治其本，急性期以祛邪为先，缓解期以固本为主。

活动期以风寒湿、风湿热，或寒热夹杂痹阻经脉为常见，多以邪实为主，治疗以祛邪为主；缓解期以痰瘀互结，或正气不足为主，多属正虚邪恋或虚实夹杂，正虚多为脾肝肾亏虚、气血不足，邪实则多见痰浊、瘀血等，治疗以扶正祛邪。

活动期一般以实证为主，可分为阳证-风湿热痹证与阴证-风寒湿痹证；缓解期以虚证或虚实夹杂证为多，亦可分为阴阳两证，阳证-阴虚夹瘀热证（包括肝肾阴虚、气血亏虚等证），阴证-阳虚寒湿证（包括肾虚寒凝等证）。阴证用阳药，阳证用阴药。风寒湿痹阻证型宜疏风散寒、祛湿温脾；风湿热痹阻证型宜清热通络、疏风胜湿；痰瘀痹阻证型宜活血化瘀、祛痰通络；阳虚寒湿证型宜温肾散寒；肝肾阴虚证型宜滋阴补肾，佐以通络；阴阳两虚、寒热夹杂证，宜阴阳双补、扶正祛邪。气血亏虚证型宜补益气血、活血通络；正虚邪恋证型宜益肾培本、祛邪通络。

第一节　辨证论治

一、急性期

（一）风寒湿痹证－风寒湿邪客于经脉

1. 风寒湿痹表虚证

【主症】关节冷痛，游走不定，恶风发热，汗出，天气变化时尤甚，大便虚溏，小便清长或频多，舌淡暗，脉沉迟。

【治法】祛风补虚，散寒除湿。

【方药】桂枝新加汤。

桂枝 15g，芍药 15g，炙甘草 10g，党参 15g，生姜 20g，大枣 20g。

【加减】腰背酸痛者，加杜仲 30g，桑寄生 30g，巴戟天 30g 补肾壮骨；寒湿重者，加附子 10g，细辛 3g 等温经散寒止痛；关节肿胀明显者，加革

薢 10g，五加皮 10g 利水通络；痰湿重者，加半夏 10g，天南星 10g 燥湿
化痰。

2. 风寒湿痹表实证

【主症】关节冷痛，游走不定，发热，无汗，或自觉关节冒风寒，天气
变化时尤甚，大便虚溏，小便清长或频多，舌淡暗，脉弦紧。

【治法】祛风通络，散寒祛湿。

【方药】麻黄加术汤。

麻黄 15g，桂枝 10g，甘草 5g，杏仁 10g，苍术 10g。

【加减】痛甚者加川乌（先煎）6g；湿气重者加薏苡仁 30～50g。痛
在上肢加羌活、防风各 10g；痛在下肢加独活 15g，怀牛膝 15g。

【中成药】

（1）疏风定痛丸方

药物组成：马钱子（制）、麻黄、乳香（醋制）、没药（醋制）、千年
健、自然铜（煅）、地枫皮、桂枝、牛膝、木瓜、甘草、杜仲（盐水制）、
防风、羌活、独活。

功能主治：祛风散寒，活血止痛。

用法用量：口服，水蜜丸 1 次 4g（20 丸），大蜜丸 1 次 1 丸，1 日 2 次。

注意事项：运动员慎用，孕妇忌服。

（2）追风透骨丸

药物组成：制川乌、白芷、制草乌、香附（制）、甘草、白术（炒）、
没药（制）、麻黄、川芎、乳香（制）、秦艽、地龙、当归、茯苓、赤小豆、
羌活、天麻、赤芍、细辛、防风、天南星（制）、桂枝、甘松、朱砂。

功能主治：祛风除湿，通经活络，散寒止痛。

用法用量：口服，每次 6g，每日 2 次。

注意事项：属风热痹者及孕妇忌服。

（3）虎力散

药物组成：制草乌、白云参、三七、断节参。

功能主治：祛风除湿，舒筋活络，行瘀，消肿止痛。

用法用量：口服，1次1粒，1日1～2次，开水或温酒送服。

注意事项：外用，研细，撒于伤口处。孕妇及哺乳期妇女禁服。严重心脏病，高血压，肝、肾疾病忌服。本品含乌头碱，应严格在医生指导下服用。

（4）小活络丸

药物组成：胆南星、制川乌、制草乌、地龙、乳香（制）、没药（制）。

功能主治：祛风散寒，化痰除湿，活血止痛。

用法用量：黄酒或温开水送服，1次1丸，1日2次。

注意事项：孕妇忌服。

（5）风湿骨痛胶囊

药物组成：制川乌、制草乌、红花、木瓜、乌梅、麻黄、甘草。

功能主治：温经散寒，通络止痛。

用法用量：口服，1次2～4粒，1日2次。

注意事项：运动员慎用。孕妇忌服。

（6）寒湿痹颗粒

药物组成：白芍、白术、当归、附子、甘草、桂枝、黄芪、麻黄、木瓜、威灵仙、细辛、制川乌。

功能主治：祛寒除湿，温通经络。

用法用量：开水冲服，1次1袋，1日3次。

注意事项：身热高烧者禁用。孕妇忌服。

（7）附桂骨痛胶囊

药物组成：附子（制）、川乌（制）、肉桂、党参、当归、白芍（炒）、淫羊藿、乳香（制）。

功能主治：温阳散寒，益气活血，消肿止痛。

用法用量：口服，1次4～6粒，1日3次，饭后服。

注意事项：孕妇及有出血倾向者，阴虚内热者禁用。高血压、严重消化道疾病患者慎用。

（8）正清风痛宁片

药物组成：盐酸青藤碱。

功能主治：祛风除湿，活血通络，消肿止痛。

用法用量：口服，1 次 1 ～ 4 片，1 日 3 次。

注意事项：孕妇或哺乳期妇女忌用。有哮喘病史及对青藤碱过敏者禁用。

（二）风湿热痹证 – 风湿热邪滞留经络，或风寒湿痹着于阳盛体质者，从阳化热

【主症】关节红肿、灼热、疼痛，得冷稍舒，多伴口苦、口臭，烦躁，大便黏滞或干结，尿黄赤，舌晦红苔黄腻、厚，脉弦数或促。

【治法】清热通络，祛风除湿。

【方药】白虎桂枝汤合四妙散或加减木防己汤。

白虎桂枝汤合四妙散：生石膏 30g，知母 10g，桂枝 15g，黄柏 10g，苍术 10g，薏苡仁 30g，川牛膝 15g。

木防己汤：防己 15g，桂枝 10g，石膏 20g，滑石 10g，通草 6g，薏苡仁 50g。

【加减】咽喉肿痛，加桔梗 10g，板蓝根 15g，牛蒡子 15g；尿频、尿急、尿痛，加萹蓄 15g，滑石 10g，甘草 6g；目赤肿痛，加菊花、龙胆草各 10g；大便秘结，加大黄 6g，桃仁 10g；关节疼痛较重，加海桐皮、海风藤、防己、秦艽各 10g。

【中成药】

（1）新癀片

药物组成：肿节风、三七、人工牛黄、猪胆汁膏、肖梵天花、珍珠层粉、水牛角浓缩粉、红曲。

功能主治：清热解毒，活血化瘀，消肿止痛。

用法用量：口服，1 次 2 ～ 4 片，1 日 3 次，小儿酌减。外用，用冷开水调化，敷患处。

注意事项：有消化道出血史者忌用。胃及十二指肠溃疡者、肾功能不全者及孕妇慎用。

（2）湿热痹颗粒

药物组成：苍术、忍冬藤、地龙、连翘、黄柏、薏苡仁、防风、川牛膝、粉萆薢、桑枝、防己、威灵仙。

功能主治：祛风除湿，清热消肿，通络止痛。

用法用量：开水冲服，1次1袋，1日3次。

注意事项：尚不明确。

（3）风湿祛痛胶囊

药物组成：川黄柏、苍术、威灵仙、鸡血藤、蜂房、乌梢蛇、金钱白花蛇、蕲蛇、红花、土鳖虫、乳香、没药、全蝎、蜈蚣、地龙等。

功能主治：燥湿祛痛，活血化瘀，通络止痛。

用法用量：口服，每次5粒，每日3次，餐后30分钟服用。

注意事项：孕妇忌用。

（4）滑膜炎颗粒

药物组成：夏枯草、防己、泽兰、豨莶草、女贞子、薏苡仁、丹参、功劳叶、土茯苓、当归、黄芪、丝瓜络、川牛膝。

功能主治：清热利湿，活血通络。

用法用量：口服，1次1袋，1日3次。

注意事项：孕妇慎用，寒湿痹阻、脾胃虚寒者慎用。

（5）雪山金罗汉止痛涂膜剂

药物组成：铁棒槌、延胡索、五灵脂、雪莲花、川芎、红景天、秦艽、桃仁、西红花、冰片、麝香。

功能主治：活血，消肿，止痛。

用法用量：涂在患处，1日3次。

注意事项：孕妇禁用，对本品过敏者禁用。本品为外用药，皮肤破损处禁用，禁止内服。

（6）四妙丸

药物组成：苍术、牛膝、黄柏（盐炒）、薏苡仁。

功能主治：清热利湿。

用法用量：口服，1次6g（1袋），1日2次。

注意事项：孕妇慎用。

二、缓解期（亚急性期）

（一）阳虚寒湿证

【主症】关节疼痛反复发作，关节、腰背酸痛，天气变化明显加重，畏寒喜暖，大便稀软，舌淡晦苔薄白或水润，脉细弦、沉、缓。

【治法】温经壮阳，祛风除湿，通络止痛。

【方药】附子汤加减或桂枝附子汤或甘草附子汤。

附子汤：附子15g（先煎），茯苓15g，党参10g，白术20g，芍药15g，炙甘草10g。

桂枝附子汤：桂枝20g，附子15g（先煎），生姜15g，大枣15g，炙甘草6g。

甘草附子汤：炙甘草6g，附子10g（先煎），白术10g，桂枝20g。

【加减】肾气虚，腰膝酸软，乏力较著，加续断15g，狗脊15g；畏寒肢冷、关节疼痛拘急，可合用阳和汤。

【中成药】

（1）益肾蠲痹丸

药物组成：骨碎补、熟地黄、当归、徐长卿、土鳖虫、僵蚕（麸炒）、蜈蚣、全蝎、蜂房（清炒）、广地龙（酒制）、乌梢蛇（酒制）、延胡索、鹿衔草、淫羊藿、寻骨风、老鹳草、鸡血藤、葎草、生地黄、虎杖。

功能主治：温补肾阳，益肾壮督，搜风剔邪，蠲痹通络。

用法用量：口服，1次8g（1袋），疼痛剧烈可加至12g，1日3次，饭后温开水送服。

注意事项：妇女月经期经行量多停用。过敏体质和湿热偏盛者慎用，儿童及老年人慎用。孕妇、婴幼儿及肾功能不全者禁用。

（2）尪痹片

药物组成：生地黄、熟地黄、续断、附子（制）、独活、骨碎补、桂枝、淫羊藿、防风、威灵仙、皂刺、羊骨、白芍、狗脊（制）、知母、伸筋草、红花。

功能主治：补肝肾，强筋骨，祛风湿，通经络。

用法用量：口服，薄膜衣片1次4片，1日3次。

注意事项：孕妇禁用。

（3）金乌骨通胶囊

药物组成：金毛狗脊、乌梢蛇、葛根、淫羊藿、木瓜、土牛膝、土党参、姜黄、威灵仙、补骨脂。

功能主治：滋补肝肾，祛风除湿，活血通络。

用法用量：口服，1次3粒，1日3次；或遵医嘱。

注意事项：孕妇忌服。

（4）壮骨关节胶囊

药物组成：狗脊、淫羊藿、独活、骨碎补、木香、鸡血藤、续断、熟地黄等。

功能主治：补益肝肾，养血活血，舒筋活络，理气止痛。

用法用量：口服，1次6g（约一瓶盖），1日2次。

注意事项：严重肝功能损害患者禁用。

（5）通痹胶囊

药物组成：马钱子（制）、白花蛇、蜈蚣、全蝎、地龙、僵蚕、乌梢蛇、天麻、人参、黄芪、当归、羌活、独活等。

功能主治：调补气血，祛风胜湿，活血通络，消肿止痛。

用法用量：饭后服，1次1粒，1日2～3次；或遵医嘱。

注意事项：肝肾功能损害与高血压患者慎用。孕妇禁用。

（6）痹祺胶囊

药物组成：马钱子、地龙、党参、茯苓、白术、甘草、川芎、丹参、三七、牛膝。

功能主治：益气养血，祛风除湿，活血止痛。

用法用量：口服，1次4粒，每日2～3次。

注意事项：高血压患者、孕妇忌服。运动员慎用。

（二）阴虚夹瘀热证

【主症】关节疼痛反复发作，关节隐痛、局部灼热感，天气变化明显加重，口苦口干，形体消瘦，腰膝酸软，头晕耳鸣，或潮热盗汗，大便干结，小便黄赤，舌暗淡晦或晦红，苔薄黄干，脉细弦或细滑。

【治法】滋补肝肾，活血通络，祛湿止痛。

【方药】芍药甘草汤合四妙勇安汤。

白芍 20g，炙甘草 10g，当归 30g，金银花 30g，玄参 20g。

【加减】腰痛明显，加续断、杜仲各 10g；大便干燥，加生地黄 30g，黑芝麻 15g；关节痛甚，酌加全蝎 3g。

【中成药】

（1）六味地黄丸

药物组成：熟地黄、酒萸肉、牡丹皮、山药、茯苓、泽泻。

功能主治：滋阴补肾。

用法用量：口服，1 次 8 丸，1 日 3 次。

注意事项：对本品过敏者禁用。过敏体质者慎用。不宜在服药期间服感冒药。

（2）知柏地黄丸

药物组成：知母、黄柏、熟地黄、山药、山茱萸（制）、牡丹皮、茯苓、泽泻，辅料为蜂蜜。

功能主治：滋阴清热。

用法用量：口服，大蜜丸 1 次 1 丸，1 日 2 次。

注意事项：孕妇慎服。对本品过敏者禁用。过敏体质者慎用。不宜和感冒类药同时服用。

（3）杞菊地黄丸

药物组成：枸杞子、菊花、熟地黄、酒萸肉、牡丹皮、山药、茯苓、泽泻。

功能主治：滋肾养肝。

用法用量：口服，1 次 8 丸，1 日 3 次。

注意事项：对本品过敏者禁用。过敏体质者慎用。感冒发热患者不宜服用。

（4）瘀血痹片

药物组成：乳香（炙）、威灵仙、红花、丹参、没药（炙）、川牛膝、川芎、当归、姜黄、香附（炙）、炙黄芪。

功能主治：活血化瘀，通络止痛。

用法用量：口服，1次5片，1日3次，或遵医嘱。

注意事项：孕妇禁用，有出血倾向者慎用。

（5）盘龙七片

药物组成：盘龙七、壮筋丹、五加皮、杜仲、当归、珠子参、青蛙七、过山龙、秦艽、木香、祖师麻、络石藤、川乌、白毛七、铁棒锤、草乌、老鼠七、支柱蓼、红花、没药、竹根七、缬草、牛膝、伸筋草、丹参、羊角七、八里麻、重楼、乳香。

功能主治：活血化瘀，祛风除湿，消肿止痛。

用法用量：口服，1次3～4片，1日3次。

注意事项：孕妇及哺乳期妇女禁服。严重心脏病，高血压，肝、肾疾病忌服。

（三）气血不足，肢节失养证

【主症】关节酸痛，神疲乏力，少气懒言，面色淡白，心悸失眠，头晕目眩，舌质淡白，脉濡细。

【治法】补气养血，舒经通络。

【方药】黄芪桂枝五物汤合当归散。

黄芪15g，芍药15g，生姜10g，大枣10g，桂枝15g，当归10g，川芎10g，炙甘草10g。

【加减】兼阳虚肢冷，可加附子10g，干姜5g，巴戟天15g；兼阴虚低热心烦，可加龟板20g，女贞子10g，熟地黄10g；痹久内舍于心，心悸短气明显，可合用炙甘草汤。

（四）阴阳两虚、寒热夹杂证

【主症】关节疼痛反复发作，腰背酸痛，天气变化明显加重，畏寒喜暖，又时有潮热，头晕耳鸣，口干，不喜饮，大便不调，时干时溏，舌暗晦苔薄白或薄黄，脉细弦。

【治法】阴阳双补，扶正祛邪。

【方药】黄芪建中汤。

桂枝 15g，炙甘草 10g，大枣 15g，炒白芍 30g，生姜 10g，饴糖 50g，黄芪 10g。

【加减】畏寒明显，加炙附子 15g；入夜口干甚者，加知母 10g；大便溏者，酌减白芍量，加炮姜 10g。

【中成药】

（1）骨龙胶囊

药物组成：狗腿骨、穿山龙。

功能主治：散寒止痛，活血祛风，强筋壮骨。

用法用量：口服，1 次 4～6 粒，1 日 3 次。

注意事项：尚不明确。

（2）昆仙胶囊

药物组成：昆明山海棠、淫羊藿、枸杞子、菟丝子。

功能主治：补肾通络，祛风除湿。

用法用量：口服，1 次 2 粒，1 日 3 次，饭后服用。

注意事项：孕妇、哺乳期妇女或患有肝、肾功能不全，以及严重全身性疾病者禁用。患有骨髓造血障碍疾病者禁用，胃、十二指肠溃疡活动期禁用，严重心律失常禁用，严重贫血及白细胞、血小板低下者禁用。服药期间禁饮烈酒。心功能不全慎用。

地黄丸类方联合尪痹片 / 金乌骨通 / 壮骨关节胶囊同上。

第二节　症状治疗

一、疼痛的治疗

疼痛是反应性关节炎的常见症状，疼痛部位好发于膝、踝、跖趾及脚趾、指小关节等关节，另外，背部、足底、胸壁和下肢软组织等部位也常会伴发疼痛，反应性关节炎引起疼痛的常见中医病因病机及对症治疗如下。

（一）疼痛的常见证候

1. 寒性疼痛

此型为寒邪内阻经脉而致疼痛，临床最为多见。临床多表现为受寒则加剧，得温可稍缓解，由于寒性凝滞，主收引，故其疼痛剧烈，屈伸更甚；兼见舌淡，苔白，脉沉弦紧等。

2. 热性疼痛

此型多见于痹病急性发作期，或邪郁已久而化热所致。临床特征为关节红肿热痛，得凉稍舒；兼见发热、口干、苔黄、脉数等。

3. 血瘀疼痛

此型多是病邪与瘀血凝聚经髓，胶结难解，即叶天士所云"络瘀则痛"。临床特征为关节、肌肉疼痛如针刺刀割，痛有定处而拒按，常在夜间加剧；兼见舌质紫暗，或见瘀斑瘀点，脉象细涩等。

4. 痰湿疼痛

此型患者多见于素体脾虚，湿邪内停，日久聚而为痰。临床见关节、肌肉、皮肤疼痛且肿胀，痛处固定，缠绵难愈；兼见舌淡、舌胖、苔白厚或白腻，脉滑等。

5. 阳虚疼痛

此型患者常见脾肾阳虚。临床见关节隐痛，乏力，畏寒喜暖，大便稀泄，完谷不化；舌淡暗苔薄白或水滑，脉细弦、沉、缓。

6. 阴虚疼痛

此型患者常见脾肾阴虚。临床见关节隐痛、局部灼热感，大便干结，小便黄赤；舌红少苔，脉细数或细弦。

（二）辨证治疗

1. 寒性疼痛

此型患者治宜温经散寒，而止其痛。常选用方剂如桂枝附子汤、附子汤。具体选药方面，川乌、草乌、附子、细辛四味药乃辛温大热之品，善于温经散寒，宣痹通闭，而解寒凝。川乌、草乌、附子均含乌头碱，有大毒，一般炮制后用，生者应酌减其量，并先煎 1 小时，以减其毒。

2. 热性疼痛

热邪致病为其基础，重点在清热。常选用白虎加桂枝汤为主方随症加减。具体选药方面热盛者加寒水石、黄芩、龙胆草；湿重者加苍术、蚕沙；痛甚者加乳香、没药、延胡索或六轴子等。

3. 血瘀疼痛

若顽痹久治乏效，常是痛久多瘀，治疗当透骨搜络、涤痰化瘀，始可搜剔深入经髓骨骱之痰瘀，以蠲肿痛。而首选药品，则以蜈蚣、全蝎、水蛭、僵蚕、土鳖虫、天南星、白芥子等最为合拍。

4. 痰湿疼痛

此型以化痰湿，当用温阳之品为主，祛湿通络，其痛自消。治疗常用半夏白术天麻汤、千金化痰丸等方。常选用半夏、天南星、熟薏苡仁、皂角刺、茯苓、白芥子等；或用钻地风、千年健各 30g，善祛风渗湿，疏通经脉，以止疼痛。

5. 阳虚疼痛

此型以温补脾肾，温经通络，散寒除湿为主。治疗常用益肾蠲痹丸、尪痹胶囊（片）、金乌骨通胶囊、壮骨关节胶囊、通痹片（胶囊）、痹祺胶囊等中成药。

6. 阴虚疼痛

此型以滋补肝肾，活血通络。治疗常用地黄丸类方（六味地黄丸、知柏地黄丸、杞菊地黄丸等）联合瘀血痹胶囊（片）/盘龙七片/七味通痹口服液等中成药。

二、关节肿胀的治疗

关节肿胀是反应性关节炎的临床主要症状，多见于下肢膝、踝、跖趾及趾间关节等处。"湿胜则肿"，此为关节肿胀形成之主因。湿邪、痰浊及瘀血留滞关节与肿胀密切相关。

（一）关节肿胀的常见证候

1. 湿热肿胀

此型关节疼痛、肿胀而热，舌红苔黄厚腻，脉滑数。

2. 寒湿肿胀

此型关节肿胀而冷痛，自觉肿胀之处不温，舌淡胖，苔白厚，脉弦滑或涩。

3. 痰瘀肿胀

此型关节肿胀日久，不易消除，肿胀固定不移，舌质紫黯或有瘀点瘀斑，脉滑或细涩。

（二）辨证治疗

1. 湿热肿胀

若见关节肿胀者定有湿邪，其肿胀之势与湿邪之轻重则往往是相应的。肿胀早期常见，常用二妙散、防己、泽泻、泽兰、土茯苓等。《本草正义》描述：土茯苓，利湿去热，能入络，搜剔湿热之蕴毒。因此亦能祛除经络间的湿热之邪，改善关节的肿胀症状。

2. 寒湿肿胀

亦常见于肿胀早期，表现为关节肿胀伴怕风怕冷，局部皮温未见明显升高。治疗当祛风湿，温经脉，可选用风湿丸加减，常用羌活、独活、白芷。羌活多用于上肢关节的肿胀；而独活适用于下肢关节的肿胀；白芷祛风散寒除湿，对于风寒湿痹阻者效果更佳。

3. 痰瘀肿胀

多见于中后期，治疗当化痰软坚祛瘀。化痰软坚可选用半夏、胆南星、白芥子，散瘀除邪可选用全蝎、水蛭、土鳖虫、乌梢蛇等。

三、肢节屈伸不利的治疗

肢节屈伸不利常见于痹病后期，不仅疼痛加剧，而且功能严重障碍，生活多不能自理，十分痛苦。此时应着重整体调治，细辨其阴阳、气血、虚实、寒热之偏颇，而施以相应之方药。

（一）肢节屈伸不利的常见证候

1. 湿热痹阻

关节屈伸不利，或伴关节红肿热痛，兼见发热、汗出，舌红，舌苔黄厚腻，脉滑数。

2. 寒湿痹阻

关节屈伸不利，或伴冷痛、肿胀，遇寒加重，遇热减轻，肢冷不温，舌淡苔白，脉弦滑。

3. 痰瘀痹阻

关节屈伸不利，或疼痛肿胀日久，昼轻夜重，肤色暗淡，舌暗有瘀斑瘀点，脉细滑。

4. 气血不足

关节屈伸不利，四肢无力，甚至肌肉萎缩，肢体酸痛，面色不华等，舌质淡，脉沉细无力。

（二）辨证治疗

1. 湿热痹阻

治疗重在清热祛湿。可选用新癀片、湿热痹颗粒。常选用药物如生薏米、土茯苓、胆南星等。

2. 寒湿痹阻

寒湿重用川乌、草乌、桂枝、附子、鹿角片等。此外，青风藤、海风藤善于通行经络，疏利关节，有舒筋通络之功，与鸡血藤、忍冬藤等同用，不仅养血通络，且能舒筋止痛。

3. 痰瘀痹阻

若关节红肿僵直、难以屈伸，久久不已，多系毒热之邪与痰浊、瘀血混杂胶结，在清热解毒的同时，必须加用豁痰破瘀、虫蚁搜剔之品，方可收效。药如山羊角、地龙、蜂房、蜣螂虫、水蛭、山慈菇等，能清热止痛，缓解僵硬。如肢节拘挛较甚者，还可加蕲蛇、穿山甲、僵蚕等品。

4. 气血不足

常用生黄芪、生白术、熟地黄、蜂房、石楠藤。肌肉萎缩者，并用蕲蛇粉，每次 3g，每日 2 次，收效较佳。

四、淋证的治疗

大部分反应性关节炎患者常伴发淋证，表现为尿频、尿痛、排尿困难、尿道分泌黏液和脓性分泌物，可参考"淋证"进行辨证论治。

（一）伴发淋证的常见证候

1. 湿热内蕴

外阴红肿，或有脓白色分泌物，腥臭，兼骨节灼热、疼痛、肿胀，或伴有长期低热，肢体困重，舌体胖大，舌质红，苔黄腻，脉滑数。

2. 脾肾阳虚

小便不甚赤涩，溺痛不甚，但淋漓不已，时作时止，病程缠绵，遇劳即发，腰膝酸软，神疲乏力，舌质淡，脉细弱。

（二）辨证治疗

1. 湿热内蕴型

治宜清热利湿，祛浊解毒。方可选当归贝母苦参丸加滑石。

2. 脾肾阳虚

治宜补脾益肾。方选栝楼瞿麦饮加减。

五、眼干少泪的治疗

反应性关节炎患者还经常出现轻重不等的双侧性结膜炎，严重病例有眼痛、畏光、脓性分泌物，少数患者可出现角膜炎、巩膜炎、前眼色素层炎、虹膜睫状体炎、视网膜炎。

（一）眼干少泪的常见证候

1. 湿热内阻

眼干少泪，口黏腻不爽，口干不欲饮，脘腹痞满，纳差；舌质红，舌苔黄厚腻或白厚腻，脉滑数。

2. 阴虚火旺

眼干少泪，眼干涩，甚至视物模糊，手足心热，或潮热盗汗，腰膝酸软；舌红或有裂纹，苔少或无苔，脉细数。

（二）辨证治疗

1. 湿热内阻

治宜清肝明目，泻火解毒。方选龙胆泻肝汤加减。

2. 阴虚火旺

治宜滋补肝肾，活血通络。治疗常用杞菊地黄丸合二至丸。

第三节　其他治疗

一、外敷外洗

1. 四黄水蜜：四黄粉主要由大黄、黄芩、黄柏、黄连组成，四药混合加蜂蜜调敷合用，外敷患处，一般为 4～6 小时，红、肿、痛症状明显者每日 3 次效果更明显。具有凉血通络、清热解毒、消肿止痛之功效。适用于湿热蕴结型。

2. 消炎止痛膏：外敷患处，每日 1 贴。适用于湿热蕴结型。

3. 回阳玉龙膏：草乌、煨姜各 90g，赤芍、白芷、天南星各 30g，肉桂 15g。共为细末，加四倍量凡士林，调匀成膏，外敷患处。适用于瘀血型。

4. 制川乌、制草乌、木瓜、红花各 30g，加水 2500mL，煎成 2000mL，浸洗患处。适用于瘀血阻络型。

5. 生川乌 15g，制草乌 15g，生附子 15g，生半夏 15g，洋金花 5g，冰片 6g。煎汤熏洗，每次 30～40 分钟，每日 2 次。适用于寒湿偏盛型。

二、针灸

（一）辨证治疗

1. 风湿痹阻

取穴：阿是穴、膈俞、血海、阴陵泉、足三里。

手法：毫针泻法或平补平泻法。

2. 寒湿痹阻

取穴：阿是穴、肾俞、腰阳关、阴陵泉、足三里。

手法：毫针泻法或平补平泻法，可加灸法。

3. 湿热痹阻

取穴：阿是穴、大椎、曲池、阴陵泉、足三里。

手法：毫针泻法或平补平泻法，大椎、曲池可点刺出血。

（二）针灸方法

1. 加减法

根据病情，可辨证选取肩髃、肩髎、池泽、手三里、外关、合谷、环跳、阳陵泉、昆仑、太溪、解溪等穴位；或根据肿痛部位采取循经取穴。腕关节、掌指关节取阳池、合谷、后溪；膝关节取犊鼻、昆仑、太溪、丘墟；肩、肘、脊椎关节取肩髃、肩贞、肩髎、曲池、夹脊，配阿是穴。

2. 耳针法

取穴：神门及内分泌、肝、肾、交感、相应肢体关节穴。

操作：每次 3～5 穴，用 0.5 寸毫针刺入，留针 30 分钟。隔日 1 次，或用耳穴压豆法，10 次为 1 个疗程。

3. 穴位注射

取穴：以病变关节相应穴位为主，跖关节：阿是穴、八风、内庭、太冲；踝关节：阿是穴、昆仑、丘墟、解溪、太溪；掌指、指间关节：阿是穴、四缝、八邪、三间；腕关节：阿是穴、阳池、阳溪、合谷；膝关节：内外膝眼、阳陵泉、梁丘、委中、膝阳关、曲泉、足三里。

操作：每次取 2～3 穴，常规消毒。针刺得气后，每穴注入当归、丹参、威灵仙等注射液 0.5～1.0mL，隔日 1 次，10 次为 1 个疗程。

参考文献

[1] 朱良春. 痹病治疗必须抓住三个环节，重点解决三大主症 [J]. 河南中

医，2008，28（2）：1-5.

[2] 金相哲. 浅谈莱特综合征的中医辨证治疗 [J]. 光明中医,2013,28(5)：886-887.

第五章

反应性关节炎的
西医治疗

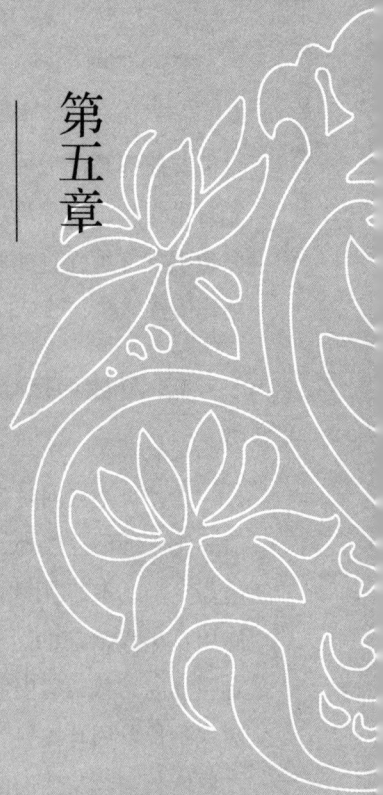

反应性关节炎大多具有自限性，大多能在 6 个月内自行缓解。治疗目的在于缓解疼痛和防止病情复发，避免原发病源菌的再次感染，同时应兼顾治疗关节外脏器损害，制定的治疗方案因人而异。

一、一般治疗

适当休息，适当营养支持，避免再度感染、过度疲劳和关节损伤，注意关节肌肉功能锻炼，忌烟、酒和刺激性食物。口腔与生殖器黏膜溃疡多能自发缓解，无须治疗。急性关节炎可卧床休息，但是避免固定关节夹板以免引起纤维强直和肌肉萎缩。当急性炎症症状缓解后，应尽早开始关节功能锻炼。

二、药物治疗

1. 抗生素

多种抗生素同时具有免疫调节和抗胶原溶解的潜能，抗生素除了用于前驱感染的治疗以外，也可用于反应性关节炎的急性期治疗及慢性迁延期治疗。HLA-B27 阳性，有腹泻或大便中致病菌呈阳性的反应性关节炎，是使用抗生素治疗的适应证，常需治疗达两周；非淋病性尿道炎后发病型，有明确前驱感染病史而未接受过抗生素治疗，或前驱感染不明确而关节炎病程不长及仍有发热、白细胞增高者，应给予抗生素治疗。所有急性沙眼衣原体感染者及他们的配偶，应接受标准的抗衣原体感染治疗。而其他感染诱发的关节炎不是抗生素治疗的指征，即出现关节炎后，使用抗生素不能改变病程。

2. 糖皮质激素

对非甾体类抗炎药不能缓解症状的个别患者可短期使用皮质激素，但口服治疗既不能阻止本病的发展，还会因长期治疗带来不良反应。外用皮质激素和角质溶解剂对溢脓性皮肤角化症有用。关节内注射皮质激素可暂时缓解膝关节和其他关节的肿胀。对足底筋膜或跟腱滑囊引起的疼痛和压痛可局部注射皮质激素治疗，使踝关节早日活动以免跟腱变短和纤维强直。必须注意避免直接跟腱内注射，这样会引起跟腱断裂。局部注射对单关节炎或寡关节炎或附着点炎有效。对于因严重关节炎卧床不起、持续发热或有心肌炎或房室传导阻滞或 IgA 肾病的患者，可全身使用糖皮质激素，但应排除肺结核及肺外结核。与类风湿关节炎相比，需要更大剂量的糖皮质激素治疗。

3. 非甾体抗炎药

对症治疗以非甾体类抗炎药物（NSAIDS）作为首选，足量的非甾体抗炎药是治疗急性关节炎和腰背病的主要有效办法，尤其是细菌性腹泻后发病型有效。本类药物种类繁多，但疗效大致相当。NSAIDS 可抑制炎症过程，减轻关节肿胀和疼痛及增加活动范围，具体选用因人而异。例如双氯芬酸钠控制滑膜炎的疗效优于阿司匹林。肌腱末端炎可辅以非甾体抗炎药的外用剂型治疗。非甾体类抗炎药的不良反应中较多的是胃肠不适，少数可引起溃疡；其他较少见的有肝、肾损伤，血细胞减少，水钠潴留，高血压及过敏反应等。医师应针对每例患者的具体情况选用 1 种非甾体类抗炎药物，同时使用 2 种或 2 种以上的非甾体抗炎药不仅不会增加疗效，反而会增加药物不良反应，甚至带来严重后果。非甾体类抗炎药物通常需要服用 3 个月左右，待症状完全控制后减少剂量，以最小有效量巩固一段时间，再考虑停药，过快停药容易引起症状反复。如一种药物治疗 2～4 周疗效不明显，应改用其他不同类别的非甾体类抗炎药。在用药过程中应始终注意监测药物不良反应并及时调整。在 NSAIDS 类药物选择上，目前倾向于选用特异性 COX-2 抑制剂，以减少该类药物对胃肠道的毒副作用。

4. 免疫抑制剂

当非甾体类抗炎药不能控制关节炎时，可联合免疫抑制剂。

（1）柳氮磺吡啶（水杨酸偶氮磺胺吡啶，SASP） SASP 对于周围关节和附着点炎症效果较好。为增加患者对柳氮磺吡啶的耐受性，一般以 0.25g，每日 3 次开始，以后每周递增 0.25g，直至 1.0g，每日 2 次，维持 1～3 年。剂量增至 3.0g/d，疗效虽可增加，但不良反应也明显增多。本品通常在用药 4～6 周后起效。其不良反应包括消化系症状、皮疹、血细胞减少、头痛、头晕，以及男性精子减少及形态异常（停药可恢复）。本品与磺胺有交叉过敏现象，因此磺胺过敏者禁用。

（2）甲氨蝶呤（MTX） 甲氨蝶呤可用于皮肤黏膜受损的慢性反应性关节炎患者。常用剂量为7.5～20毫克/周，但要在2～6个月后方能见效。必要时可与其他免疫抑制药联用。常见的不良反应有恶心、口腔溃疡、脱发、皮疹及肝损害，少数出现骨髓抑制，偶见肺间质病变。适当补充叶酸可减轻MTX引起的恶心、口腔黏膜溃疡等不良反应，一般5毫克/周即可。

（3）硫唑嘌呤 硫唑嘌呤对于具有活动性和破坏性的外周关节炎效果较好。重症不缓解的患者可试用甲氨蝶呤和硫唑嘌呤等免疫抑制剂，但在应用中应注意骨髓抑制等不良反应。

（4）其他药物 沙利度胺能够对促炎性因子-α（TNF-α）起到抑制作用，减弱TNF-α因子对其他细胞因子的影响，抑制其他细胞因子的分泌，从而提高机体的免疫能力。患者在服用沙利度胺期间可能出现口鼻黏膜干燥，头昏，倦怠，瞌睡，恶心，腹痛，便秘，面部浮肿、红斑，过敏反应及多发性神经炎等。特别是多发性神经炎患者出现口舌麻木，言语不利，因此现较不推荐服用。

参考文献：

[1]袁毅，翟小琳，冯少尊.反应停联合柳氮磺胺吡啶治疗反应性关节炎的疗效观察[J].中国医药指南，2016，14（7）：172.

[2]中华医学会.临床诊疗指南·风湿病分册[M].北京：人民卫生出版社，2005.

[3]陈灏珠，林果为，王吉耀.实用内科学·下册[M].北京：人民卫生出版社，2014.

第六章

反应性关节炎的
常用中药与方剂

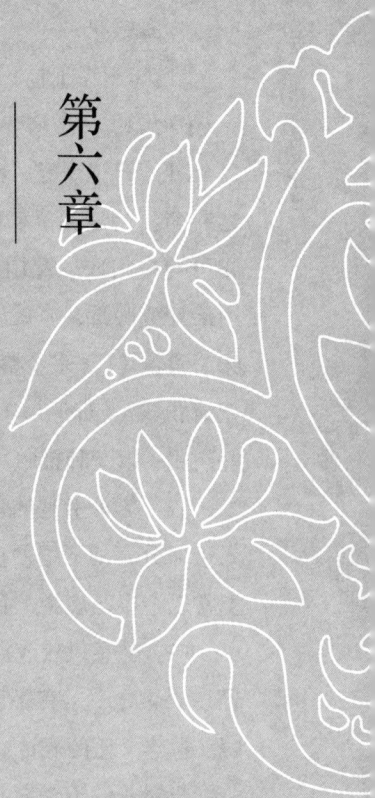

第一节 常用中药

1. 金银花

【性味归经】甘，寒。归肺、心、胃经。

【功能主治】清热解毒，疏散风热。

（1）痈肿疔疮。本品甘寒，清热解毒，散痈消肿，为治一切内痈外痈之要药。治疗痈疮初起，红肿热痛者，可单用本品煎服，并用渣敷患处，亦可与皂角刺、穿山甲、白芷配伍，如仙方活命饮（《妇人大全良方》）；用治疔疮肿毒，坚硬根深者，常与紫花地丁、蒲公英、野菊花同用，如五味消毒饮（《医宗金鉴》）；用治肠痈腹痛者，常与当归、地榆、黄芩配伍，如清肠饮（《辨证录》）；用治肺痈咳吐脓血者，常与鱼腥草、芦根、桃仁等同用，以清肺排脓。

（2）热毒引起的泻痢便血（粪便中夹有黏液和血液）。热毒结聚肠道，入于血分，则下痢便血。金银花能凉血而解热毒，故可疗血痢便血，临床上常以金银花炒炭，合黄芩、黄连、白芍、马齿苋等同用。

（3）外感风热或温病初起。金银花甘寒，既清气分热，又能清血分热，且在清热之中又有轻微宣散之功，所以能治外感风热或温病初起的表证未解、里热又盛的病证。应用时常配合连翘、牛蒡子、薄荷等同用。

金银花的干燥茎枝，名忍冬藤，又名银花藤，味甘，性寒，归肺、胃经，其功效与金银花相似。本品解毒作用不及金银花，但有清热疏风、通络止痛的作用，故常用于温病发热，风湿热痹，关节红肿热痛，屈伸不利等。

反应性关节炎急性期可用。

【用法用量】内服：煎汤，9～15g；或入丸、散。外用：研末调敷。

【古籍摘要】

（1）《滇南本草》："清热，解诸疮，痈疽发背，丹流瘰疬。"

（2）《生草药性备要》："能消痈疽疔毒，止痢疾，洗疳疮，去皮肤血热。"

【现代研究】

（1）解热抗炎：林丽美等对金银花、连翘及银翘药对水煎剂的抗炎、解热作用进行研究，发现其均可明显降低酵母致热大鼠的体温；抗炎作用的研究表明，金银花、连翘单用水煎剂表现出一定的抗炎作用，但银翘药对1∶1水煎剂抗炎作用最强。

（2）抗菌：金银花是典型的广谱抗菌类药物。阮之阳等以山东和广东金银花为材料，研究金银花挥发油及其残渣浸膏对金黄色葡萄球菌、枯草芽孢杆菌、溶血葡萄球菌、大肠杆菌、伤寒沙门菌和肺炎克雷伯菌的抑菌作用，结果发现两地金银花挥发油和浸膏对6种致病菌均表现不同程度的抑制作用。

（3）抗病毒：娄序笙等探讨金银花对于CVB3病毒感染小鼠心肌损伤模型的保护作用，结果发现金银花有效抑制心肌炎病情的恶化，保护心肌组织，说明金银花可以有效抑制机体内VMC病毒的扩散。

（4）免疫调节：周秀萍等人通过大鼠实验研究，发现其水煎剂提高巨噬细胞吞噬率及吞噬指数显著；当用量加大，机体的淋巴细胞转化率增强。

2. 连翘

【性味归经】苦，微寒。归肺、心、小肠经。

【功能主治】清热解毒，消肿散结，疏散风热。

（1）痈肿疮毒，瘰疬痰核。本品苦寒，主入心经，既能清心火，解疮毒，又能消散痈肿结聚，故有"疮家圣药"之称。用治痈肿疮毒，常与金银花、蒲公英、野菊花等解毒消肿之品同用，若疮痈红肿未溃，常与穿山甲、皂角刺配伍，如加减消毒饮（《外科真诠》）；若疮疡脓出、红肿溃烂，常与牡丹皮、天花粉同用，如连翘解毒汤（《疡医大全》）。用治痰火郁结，瘰疬痰核，常与夏枯草、浙贝母、玄参、牡蛎等同用，共奏清肝散结、化痰消肿之效。

（2）热淋涩痛。本品苦寒通降，兼有清心利尿之功，多与车前子、白茅根、竹叶、木通等药配伍，治疗湿热壅滞所致之小便不利或淋沥涩痛，如如圣散（《杂病源流犀烛》）。

（3）风热外感，温病初起。本品苦能清泄，寒能清热，入心、肺二经，长于清心火，散上焦风热，常与金银花、薄荷、牛蒡子等同用，治疗风热外感或温病初起，头痛发热、口渴咽痛，如银翘散（《温病条辨》）。若用连翘心与麦冬、莲子心等配伍，尚可用治温热病热入心包，高热神昏，如清宫汤（《温病条辨》）；本品又有透热转气之功，与水牛角、生地黄、金银花等同用，还可治疗热入营血之舌绛神昏，烦热斑疹，如清营汤（《温病条辨》）。

反应性关节炎属湿热痹局部红肿明显者可用之。

【用法用量】煎服，6～15g。

【古籍摘要】

（1）《神农本草经》："主寒热，鼠瘘、瘰疬、痈肿、恶疮、瘿瘤、结热、蛊毒。"

（2）《日华子本草》："治疮疖止痛。"

（3）《珍珠囊》："连翘之用有三：泻心经客热，一也；去上焦诸热，二也；为疮家圣药，三也。"

【现代研究】

（1）抗炎解热：连翘壳水煎剂有一定抗二甲苯所致小鼠耳肿胀的作用，其大孔树脂吸附物及连翘多酚有相近效果；连翘果壳水煎液、大孔树脂吸附物及连翘多酚对于脂多糖所致家兔发热均有显著抑制作用。

（2）抗病原微生物：官妍等采用体外构建表皮葡萄球菌生物膜、甲基四氮盐减低法评价连翘苷对表皮葡萄球菌生物膜内细菌代谢的影响，显微镜下观察用药后表皮葡萄球菌生物膜形态和结构改变，说明连翘苷对生物膜菌的代谢和生物膜形态均有显著影响。段林建等用甲型流感病毒核蛋白（NP）基因转染 Hela 细胞，连翘苷组基因表达量低于 NP 重组质粒组。

（3）调节免疫：连翘水煎液（1.25、2.5、5g·kg^{-1}）灌胃 30% 体表总面积（TBSA）Ⅲ度烧伤的大鼠，能明显降低外周血 CD4$^+$CD25$^+$T 细胞（Treg）水平，有可逆转严重烧伤对机体免疫系统的抑制作用，可能与其调节 Foxp3 表达有关。

3. 蒲公英

【性味归经】苦、甘，寒。归肝、胃经。

【功能主治】清热解毒，消肿散结，利湿通淋。

（1）痈肿疔毒，乳痈内痈。本品苦寒，既能清解火热毒邪，又能泄降滞气，故为清热解毒、消痈散结之佳品，主治内外热毒疮痈诸证，兼能疏郁通乳，故为治疗乳痈之要药。用治乳痈肿痛，可单用本品浓煎内服；或以鲜品捣汁内服，渣敷患处；也可与全瓜蒌、金银花、牛蒡子等药同用。用治疗毒肿痛，常与野菊花、紫花地丁、金银花等药同用，如五味消毒饮（《医宗金鉴》）。用治肠痈腹痛，常与大黄、牡丹皮、桃仁等同用。用治肺痈吐脓，常与鱼腥草、冬瓜仁、芦根等同用。本品解毒消肿散结，与板蓝根、玄参等配伍，还可用治咽喉肿痛；鲜品外敷还可用治毒蛇咬伤。

（2）热淋涩痛，湿热黄疸。本品苦、甘而寒，能清利湿热，利尿通淋，对湿热引起的淋证、黄疸等有较好的疗效。用治热淋涩痛，常与白茅根、金钱草、车前子等同用，以加强利尿通淋的效果；治疗湿热黄疸，常与茵陈、栀子、大黄等同用。

（3）清肝明目，以治肝火上炎引起的目赤肿痛，可单用取汁点眼，或浓煎内服；亦可与菊花、夏枯草、黄芩等配伍使用。

反应性关节炎合并尿道炎可用。

【用法用量】煎服，9 ~ 15g。外用鲜品适量捣敷或煎汤熏洗患处。

【古籍摘要】

（1）《本草备要》："专治痈肿、疔毒，亦为通淋妙品。"

（2）《滇南本草》："敷诸疮肿毒，疥癞癣疮；祛风，消诸疮毒，散瘰疬结核；止小便血，治五淋癃闭，利膀胱。"

【现代研究】

（1）抗菌：刘利本等采用药敏纸片法和二倍稀释法测定蒲公英全草、根对大肠杆菌和金黄色葡萄球菌的抑制作用，结果表明蒲公英全草和根对两种菌有明显的抑制作用。

（2）抗炎：平家奇等的研究证实蒲公英高剂量水煎液对棉球肉芽肿形成、二甲苯致小鼠耳部肿胀、蛋清引起的大鼠足趾肿胀有明显的抑制作用。

4. 板蓝根

【性味归经】苦，寒。归心、胃经。

【功能主治】清热解毒，凉血，利咽。

（1）外感发热，温病初起，咽喉肿痛。本品苦寒，入心、胃经，善于清解实热火毒，有类似于大青叶的清热解毒之功，而更以解毒利咽散结见长。用治外感风热或温病初起，发热头痛咽痛，可单味使用，或与金银花、荆芥等疏散风热药同用；若风热上攻，咽喉肿痛，常与玄参、马勃、牛蒡子等同用。

（2）温毒发斑，痄腮，丹毒，痈肿疮毒。本品苦寒，有清热解毒、凉血消肿之功，主治多种瘟疫热毒之证。用治时行温病，温毒发斑，舌绛紫暗者，常与生地黄、紫草、黄芩同用，如神犀丹（《温热经纬》）；若用治丹毒，痄腮，大头瘟疫，头面红肿，咽喉不利者，常配伍玄参、连翘、牛蒡子等，如普济消毒饮（《东垣试效方》）。

反应性关节炎热毒蕴结见咽痛可用之。

【用法用量】煎服，9～15g。

【古籍摘要】

（1）《日华子本草》："治天行热毒。"

（2）《本草便读》："清热解毒，辟疫，杀虫。"

【现代研究】

（1）抗菌：黄文玉等的研究表明，板蓝根水浸液对金黄色葡萄球菌、表皮葡萄球菌、枯草杆菌、八联球菌、大肠杆菌、伤寒杆菌、甲型链球菌、肺炎双球菌、流感杆菌、脑膜炎双球菌均有抑制作用。

（2）抗内毒素：刘云海等对从板蓝根中分离得到的 31 个化合物的抗内毒素活性进行了筛选，发现 3-（2'-羟基苯基）-4（3H）-喹唑酮、4（3H）-喹唑酮、丁香酸、邻氨基苯甲酸、水杨酸和苯甲酸有抗内毒素作用。

（3）抗病毒：徐丽华等采用鸡胚法比较了从板蓝根总生物碱中分离得到的 3 种单体化合物抗病毒活性，结果显示，水提液、醇提液、总生物碱液和表告依春液均有明显的抗流感病毒作用。

（4）免疫调节：秦箐等研究发现，从板蓝根二氯甲烷 - 甲醇（1∶1）提取物中分离出的 5 个流分对多形核白细胞（PMN）化学发光有双向免疫活性，低浓度激活，高浓度抑制。

5. 土茯苓

【性味归经】甘、淡，平。归肝、胃经。

【功能主治】解毒，除湿，通利关节。

（1）杨梅毒疮，肢体拘挛。本品甘淡，解毒利湿，通利关节，又兼解汞毒，故对梅毒或因梅毒服汞剂中毒而致肢体拘挛、筋骨疼痛者疗效尤佳，为治梅毒的要药。可单用本品水煎服，如土萆薢汤（《景岳全书》）；也可与金银花、白鲜皮、威灵仙、甘草同用；若因服汞剂中毒而致肢体拘挛者，常与薏苡仁、防风、木瓜等配伍治之，如搜风解毒汤（《本草纲目》）。

（2）淋浊带下，湿疹瘙痒。本品甘淡渗利，解毒利湿，故可用于湿热引起的热淋、带下、湿疹湿疮等证。常与木通、萹蓄、蒲公英、车前子同用，治疗热淋；《滇南本草》单用本品水煎服，治疗阴痒带下；若与生地黄、赤芍、地肤子、白鲜皮、茵陈等配伍，又可用于湿热皮肤瘙痒。

（3）痈肿疮毒。本品清热解毒，兼可消肿散结，如《滇南本草》以本品研为细末，好醋调敷，治疗痈疮红肿溃烂；《积德堂经验方》将本品切片或为末，水煎服或入粥内食之，治疗瘰疬溃烂；亦常与苍术、黄柏、苦参等药配伍同用。

可用于由泌尿系感染或性病引起的反应性关节炎。

【用法用量】煎服，15 ～ 60g。外用适量。

【古籍摘要】

（1）《本草纲目》："健脾胃，强筋骨，去风湿，利关节，止泄泻。治拘挛骨痛，恶疮痈肿。解汞粉、银朱毒。"

（2）《本草再新》："祛湿热，利筋骨。"

【现代研究】

（1）细胞免疫抑制：土茯苓水提取物在抗原致敏后及攻击后给药均明显地抑制了三硝基氯苯（PC）所致的小鼠接触性皮炎（PC-DTH）和绵羊红细胞（SRBC）所致的足反应（SRBC-DTH），其中攻击后给药时作用较强，土茯苓还明显地抑制了二甲苯所致的耳壳及蛋清所致的小鼠足炎症反应。此外，土茯苓对小鼠抗 SR-BC 抗体形成的细胞数（IgM-PFC 及 IgG-PFC 数）无明显影响，但其溶血空斑明显地较对照组为大，同时血清溶血素水平未见降低，而呈增加趋势。以上结果表明，土茯苓对体液免疫反应无抑制作用，但可选择性地抑制细胞免疫反应，后者主要影响 T 淋巴细胞释放淋巴因子以后的炎症过程。

（2）抗菌：土茯苓配方颗粒对铜绿假单胞菌、大肠埃希菌、金黄色葡萄球菌、粪肠球菌、肺炎克雷伯菌、洋葱伯克霍尔德菌的 MIC_{50} 分别为 25、1.56、12.5、25、0.78、6.25mg/mL，显示土茯苓配方颗粒具有较好的抗菌作用，尤其是对大肠埃希菌和肺炎克雷伯菌抗菌效果最为明显。

6. 黄连

【性味归经】苦，寒。归心，脾、胃、胆、大肠经。

【功能主治】清热燥湿，泻火解毒。

（1）湿热泻痢。本品善去脾胃大肠湿热，为治泻痢要药，单用有效。若配木香，可治湿热泻痢，腹痛里急后重，如香连丸（《兵部手集方》）；若配葛根、黄芩等药用，可治湿热泻痢兼表证发热，如葛根黄芩黄连汤（《伤寒论》）；若配乌梅，可治湿热下痢脓血日久，如黄连丸（《外台秘要》）。

（2）痈肿疔疮，目赤牙痛。本品既能清热燥湿，又能泻火解毒，尤善疗疔毒。用治痈肿疔毒，多与黄芩、黄柏、栀子同用，如黄连解毒汤（《外台秘要》）；若配淡竹叶，可治目赤肿痛，赤脉胬肉，如黄连汤（《普济方》）；若配生地黄、升麻、牡丹皮等药用，可治胃火上攻，牙痛难忍，如清胃散（《兰室秘藏》）。

（3）湿热痞满，呕吐吞酸。本品大苦大寒，清热燥湿力大于黄芩，尤长于清中焦湿热。治湿热阻滞中焦，气机不畅所致脘腹痞满、恶心呕吐，常配苏叶用，如苏叶黄连汤（方出《温热经纬》，名见《中医妇科学》），或配黄芩、干姜、半夏用，如半夏泻心汤（《伤寒论》）；若配石膏用，可治胃热呕吐，如石连散（《仙拈集》）；若配吴茱萸，可治肝火犯胃所致胁肋胀痛、呕吐吞酸，如左金丸（《丹溪心法》）；若配人参、白术、干姜等药用，可治脾胃虚寒，呕吐酸水，如连理汤（《症因脉治》）。

（4）高热神昏，心烦不寐，血热吐衄。本品泻火解毒之中，尤善清泻心经实火，可用治心火亢盛所致神昏、烦躁之证。若配黄芩、黄柏、栀子，可治三焦热盛，高热烦躁；若配石膏、知母、玄参、牡丹皮等药用，可治高热神昏，如清瘟败毒饮（《疫疹一得》）；若配黄芩、白芍、阿胶等药用，可治热盛伤阴，心烦不寐，如黄连阿胶汤（《伤寒论》）；若配肉桂，可治心火亢旺，心肾不交之怔忡不寐，如交泰丸（《四科简效方》）；若配大黄、黄芩，可治邪火内炽，迫血妄行之吐衄，如泻心汤（《金匮要略》）。

（5）消渴。本品善清胃火而可用治胃火炽盛，消谷善饥之消渴证，常配麦冬用，如治消渴丸（《普济方》）；或配黄柏用，以增强泻火之力，如黄柏丸（《圣济总录》）；若配生地黄，可用治肾阴不足，心胃火旺之消渴，如黄连丸（《外台秘要》）。

（6）外治湿疹、湿疮、耳道流脓。本品有清热燥湿、泻火解毒之功，取之制为软膏外敷，可治皮肤湿疹、湿疮。取之浸汁涂患处，可治耳道流脓；煎汁滴眼，可治眼目红肿。

反应性关节炎而见大肠杆菌、衣原体、淋球菌感染者可用之。

【用法用量】煎服，2～5g。外用适量。

【古籍摘要】

（1）《神农本草经》："主热气目痛，眦伤泣出，肠澼腹痛下痢，妇人阴中肿痛。"

（2）《珍珠囊》："其用有六：泻心火，一也；去中焦湿热，二也；诸疮必用，三也；去风湿，四也；治赤眼暴发，五也；止中部见血，六也。"

【现代研究】

（1）抗菌：陈芝芸等用平板稀释法对常用的100多味中药进行了体外

抑制幽门螺旋菌的研究，结果发现黄连对幽门螺旋菌有明显的抑制作用。另外还有研究发现，黄连中的小檗碱能够较强地抑制金黄色葡萄球菌的活性。

（2）抗病毒：研究表明，小檗碱衍生物具有抗单纯疱疹病毒的作用，作用机制是小檗碱能够抑制人体巨细胞病毒的复制。

（3）抗炎解热：刘卫霞等通过小鼠热板实验及耳肿胀实验研究发现，黄连解毒汤高、中、低剂量组的痛阈及耳郭肿胀率与对照组比较，差异有显著性（$P<0.01$）。

7. 秦艽

【性味归经】辛、苦，平。归胃、肝、胆经。

【功能主治】祛风湿，通络止痛，退虚热，清湿热。

（1）风湿痹证。本品辛散苦泄，质偏润而不燥，为风药中之润剂。风湿痹痛，筋脉拘挛，骨节酸痛，无问寒热新久均可配伍应用。其性偏寒，兼有清热作用，故对热痹尤为适宜，多配防己、牡丹皮、络石藤、忍冬藤等；若配天麻、羌活、当归、川芎等，可治风寒湿痹，如秦艽天麻汤（《医学心悟》）。

（2）中风不遂。本品既能祛风邪，舒筋络，又善"活血荣筋"，可用于中风半身不遂、口眼㖞斜、四肢拘急、舌强不语等，单用大量水煎服即能奏效。若与升麻、葛根、防风、芍药等配伍，可治中风口眼㖞斜、言语不利、恶风恶寒者，如秦艽升麻汤（《卫生宝鉴》）；与当归、熟地黄、白芍、川芎等同用，可治血虚中风者，如秦艽汤（《不知医必要》）。

（3）骨蒸潮热，疳积发热。本品能退虚热，除骨蒸，亦为治虚热要药。治骨蒸日晡潮热，常与青蒿、地骨皮、知母等同用，如秦艽鳖甲散（《卫生宝鉴》）；若与人参、鳖甲、柴胡等配伍，可治肺痿骨蒸劳嗽，如秦艽扶羸汤（《杨氏家藏方》）；治小儿疳积发热，多与薄荷、炙甘草相伍，如秦艽散（《小儿药证直诀》）。

（4）湿热黄疸。本品苦以降泄，能清肝胆湿热而退黄。《海上集验方》即单用为末服；亦可与茵陈蒿、栀子、大黄等配伍，如山茵陈丸（《圣济总录》）。

（5）本品尚能治痔疮、肿毒等。

反应性关节炎关节疼痛较重属风湿热证者可用之。

【用法用量】煎服，3～9g。

【古籍摘要】

（1）《神农本草经》："主寒热邪气，寒湿风痹，肢节痛，下水，利小便。"

（2）《药性论》："利大小便，瘥五种黄病，解酒毒，去头风。"

（3）《珍珠囊》："去阳明经风湿痹，仍治口疮毒。"

（4）《冯氏锦囊秘录》："秦艽风药中之润剂，散药中之补剂，故养血有功。中风多用之者，取祛风活络，养血舒筋。盖治风先治血，血行风自灭耳。"

【现代研究】

（1）抗炎镇痛：林清等发现2g/kg秦艽70%醇提物可显著改善大鼠的足趾肿胀程度，减少冰醋酸致小鼠扭体次数与提高小鼠的痛阈值。

（2）免疫抑制：龙启才等研究表明，秦艽醇提物可抑制正常小鼠脾脏淋巴细胞和胸腺淋巴细胞增殖，其抑制脾脏淋巴细胞增殖作用存在一定的量效关系。

（3）抗病毒：李福安等报道秦艽水提物和醇提物均可显著延长50μL病毒尿囊液滴鼻感染的甲型流感病毒小鼠的存活率、存活天数，还可显著抑制甲型流感病毒感染小鼠的肺指数升高。

（4）抗菌：李娅等采用试管2倍稀释法联合琼脂平板法测定秦艽醇提取物对8种细菌的最低抑制浓度，发现秦艽醇提取物对金黄色葡萄球菌、表皮葡萄球菌、粪链球菌的抗菌活性较强（MIC分别为62.5、250、62.5g/L）；对福氏志贺杆菌、变形杆菌、伤寒杆菌、乙型副伤寒杆菌的抗菌活性较弱（MIC均为500g/L）；对大肠杆菌的抗菌活性较差（MIC > 500g/L）。

8. 防己

【性味归经】苦、辛，寒。归膀胱、肺经。

【功能主治】祛风湿，止痛，利水消肿。

（1）风湿痹证。本品辛能行散，苦寒降泄，既能祛风除湿止痛，又能清热。对风湿痹证湿热偏盛，肢体酸重，关节红肿疼痛及湿热身痛者，尤为要药，常与滑石、薏苡仁、蚕沙、栀子等配伍，如宣痹汤（《温病条辨》）；若与麻黄、肉桂、茯苓等同用，亦可用于风寒湿痹，四肢挛急者，如防己饮（《圣济总录》）

（2）水肿，小便不利，脚气。本品苦寒降利，能清热利水，善走下行而泄下焦膀胱湿热，尤宜于下肢水肿，小便不利者。常与黄芪、白术、甘草等配伍，用于风水脉浮，身重汗出恶风者，如防己黄芪汤（《金匮要略》）；若与茯苓、黄芪、桂枝等同用，可治一身悉肿，小便短少者，如防己茯苓汤（《金匮要略》）；与椒目、葶苈子、大黄合用，又治湿热腹胀水肿，即己椒苈黄丸（《金匮要略》）；治脚气足胫肿痛、重着、麻木，可与吴茱萸、槟榔、木瓜等同用（《本草切要》）；治脚气肿痛，则配木瓜、牛膝、桂枝、枳壳煎服。

（3）湿疹疮毒。本品苦以燥湿，寒以清热，治湿疹疮毒，可与苦参、金银花等配伍。

（4）本品有降血压作用，可用于高血压病。

反应性关节炎关节疼痛肿胀明显属湿热痹者可用。

【用法用量】煎服，4.5 ～ 9g。

【古籍摘要】

（1）《名医别录》："疗水肿，风肿，去膀胱热，伤寒，寒热邪气，中风手足挛急……通腠理，利九窍。"

（2）《本草拾遗》："汉（防己）主水气，木（防己）主风气，宣通。"

（3）《本草求真》："防己，辛苦大寒，性险而健，善走下行，长于除湿、通窍、利道，能泻下焦血分湿热，及疗风水要药。"

【现代研究】

（1）抗炎：潘昉等观察粉防己碱对 Ⅱ 型胶原（CIA）大鼠关节腔和外周血清中 IL-1β 、IL-6、TNF-α 的影响，发现经过粉防己碱治疗后，关节腔液和血清中 IL-1β 、IL-6、TNF-α 含量降低，差异有统计学意义。

（2）抗菌：李丰霞等实验发现，氟康唑单独对 16 株白念珠菌菌丝作用时 *MIC* 为 0.250～64mg/L，与粉防己碱 2mg/L 联合时，氟康唑对受试菌的 *MIC* 降至 0.125～8mg/L，且终点清晰，拖尾现象消失，可见粉防己碱在体外对氟康唑抗白念珠菌菌丝活性有增效作用。

9. 薏苡仁

【性味归经】甘、淡，凉。归脾、胃、肺经。

【功能主治】利水消肿，渗湿，健脾，除痹，清热排脓。

（1）水肿，小便不利，脚气。本品淡渗甘补，既利水消肿，又健脾补中。常用于脾虚湿盛之水肿腹胀，小便不利，多与茯苓、白术、黄芪等药同用；治水肿喘急，如（《集验独行方》）与郁李仁汁煮饭服食；治脚气浮肿可与防己、木瓜、苍术同用。

（2）脾虚泄泻。本品能渗除脾湿，健脾止泻，尤宜治脾虚湿盛之泄泻，常与人参、茯苓、白术等合用，如参苓白术散（《太平惠民和剂局方》）。

（3）湿痹拘挛。薏苡仁渗湿除痹，能舒筋脉，缓和拘挛。常用治湿痹而筋脉拘急疼痛者，与独活、防风、苍术同用，如薏苡仁汤（《类证治裁》）；若治风湿久痹，筋脉挛急，用薏苡仁煮粥服，如薏苡仁粥（《食医心镜》）；本品药性偏凉，能清热而利湿，配杏仁、白豆蔻、滑石，可治湿温初起或暑湿邪在气分，头痛恶寒，胸闷身重者，如三仁汤（《温病条辨》）。

（4）肺痈，肠痈。本品清肺肠之热，排脓消痈。治疗肺痈胸痛，咳吐脓痰，常与苇茎、冬瓜仁、桃仁等同用，如苇茎汤（《备急千金要方》）；治肠痈，可与附子、败酱草、牡丹皮合用，如薏苡附子败酱散（《金匮要略》）。

反应性关节炎属湿热痹关节肿胀明显者可用之。

【用法用量】煎服，9～30g。清利湿热宜生用，健脾止泻宜炒用。

【古籍摘要】

（1）《神农本草经》："主筋急拘挛，不可屈伸，风湿痹，下气。"

（2）《本草纲目》："薏苡仁，阳明药也，能健脾益胃。虚则补其母，故肺痿、肺痈用之。筋骨之病，以治阳明为本，故拘挛筋急、风痹者用之。

土能胜水除湿，故泄泻、水肿用之。"

【现代研究】

（1）抗炎止痛：研究发现，薏苡仁油低浓度可兴奋平滑肌，高浓度则对平滑肌具有抑制作用。高岚等发现，薏苡仁汤对大鼠蛋清致关节炎及二甲苯致小鼠耳壳肿胀等均有抑制作用。

（2）免疫调节：自然杀伤细胞是一类非特异性免疫细胞，其活性下降会导致免疫功能的降低。薏苡仁中所含有的有效活性物质可增强自然杀伤细胞的活性，提高机体免疫功能。苗明三发现，薏苡仁水提液对机体免疫功能具有较好的增强作用，可显著提高免疫低下小鼠腹腔巨噬细胞的吞噬百分率和吞噬指数；促进溶血素及溶血空斑形成，促进淋巴细胞转化。

10. 滑石

【性味归经】甘、淡，寒。归膀胱、肺、胃经。

【功能主治】利尿通淋，清热解暑，收湿敛疮。

（1）热淋，石淋，尿热涩痛。滑石性滑利窍，寒则清热，故能清膀胱湿热而通利水道，是治淋证常用药，若湿热下注之小便不利，热淋及尿闭等，常与木通、车前子、瞿麦等同用，如八正散（《太平惠民和剂局方》）；若用于石淋，可与海金沙、金钱草、木通等配用。

（2）暑湿，湿温。本品甘淡而寒，既能利水湿，又能解暑热，是治暑湿之常用药。若暑热烦渴，小便短赤，可与甘草同用，即六一散（《伤寒标本心法类萃》）；若湿温初起及暑温夹湿，头痛恶寒，身重胸闷，脉弦细而濡，则与薏苡仁、白蔻仁、杏仁等配用，如三仁汤（《温病条辨》）。

（3）湿疮，湿疹，痱子。本品外用有清热收湿敛疮作用。治疗湿疮、湿疹，可单用或与枯矾、黄柏等为末，撒布患处；治痱子，则可与薄荷、甘草等配合制成痱子粉外用。

反应性关节炎见尿频、尿急、尿痛属湿热者可用之。

【用法用量】煎服，10～20g。宜包煎。外用适量。

【古籍摘要】

（1）《神农本草经》："主身热泄澼，女子乳难，癃闭，利小便，荡胃中积聚寒热。"

（2）《本草纲目》："滑石利窍，不独小便也。上能利毛腠之窍，下能利精溺之窍。盖甘淡之味，先入于胃，渗走经络，游溢精气，上输于肺，下通膀胱。肺主皮毛，为水之上源。膀胱司津液，气化则能出。故滑石上能发表，下利水道，为荡热燥湿之剂。"

【现代研究】

（1）抗炎解热：陈忠琳等以滑石合蒿芩清胆汤、香薷饮化裁治乙型脑炎 24 例，结果治愈 22 例，显效 1 例，死亡 1 例，体温降至正常时间平均为 4.5 天。

（2）抗病毒：王华伟等以滑石、甘草煎服治婴幼儿腹泻（轮状病毒引起的胃肠炎）148 例，结果总有效率 92.6%。药理研究表明，其内服能保护发炎的胃肠黏膜而发挥止泻作用，还能阻止毒物在胃肠道中被吸收。

11. 石膏

【性味归经】甘、辛，大寒。归肺、胃经。

【功能主治】清热泻火，除烦止渴。

（1）温热病气分实热证。本品味辛甘性寒，性寒清热泻火，辛寒解肌透热，甘寒清胃热、除烦渴，为清泻肺胃气分实热之要药。治温热病气分实热，症见壮热、烦渴、汗出、脉洪大者，常与知母相须为用，如白虎汤（《伤寒论》）。

（2）肺热喘咳证。本品辛寒入肺经，善清肺经实热，配止咳平喘之麻黄、杏仁等，可治肺热喘咳、发热口渴者，如麻杏石甘汤（《伤寒论》）。

（3）胃火牙痛、头痛、消渴证。本品功能清泻胃火，可用治胃火上攻之牙龈肿痛，常配黄连、升麻等药用，如清胃散（《外科正宗》）；若治胃火头痛，可配川芎用，如石膏川芎汤（《云歧子素问病机气宜保命集论类要》）。取本品清泻胃热，配知母、生地黄、麦冬等，可用治胃热上蒸、耗伤津液之消渴证，如玉女煎（《景岳全书》）。

反应性关节炎口舌干燥属热证者可用。

【用法用量】生石膏煎服，15 ～ 60g，宜先煎。

【古籍摘要】

（1）《神农本草经》："主中风寒热，心下逆气，惊喘，口干舌焦，不能息……"

（2）《名医别录》："除时气头痛身热，三焦大热，皮肤热，肠胃中膈热，解肌发汗；止消渴烦逆，腹胀暴气喘息，咽热。"

【现代研究】

（1）解热抗炎镇痛：周永学等人研究认为，生石膏具有抗炎、解热作用。夏怡等研究发现生石膏对醋酸致痛及热致痛均有镇痛作用。

（2）调节免疫：石膏在 Hands 液中能明显增强兔肺泡巨噬细胞对白色葡萄球菌死菌及胶体金的吞噬能力，并能促进吞噬细胞的成熟；石膏液能使烧伤大鼠降低了的 T 细胞数、淋巴细胞转化百分率、淋巴细胞转化 CPM 值显著恢复。

12. 苍术

【性味归经】辛、苦，温。归脾、胃、肝经。

【功能主治】祛风散寒，燥湿健脾。

（1）风湿痹证。本品辛散苦燥，长于祛湿，故痹证湿胜者尤宜，可与薏苡仁、独活等祛风湿药同用，如薏苡仁汤（《类证治裁》）；若湿热痹痛，可配石膏、知母等清热泻火药，如白虎加苍术汤（《普济本事方》）；或与黄柏、薏苡仁、牛膝配伍合用，用于湿热痿证，即四妙散（《成方便读》）；若与龙胆草、黄芩、栀子等清热燥湿药同用，可治下部湿浊带下、湿疮、湿疹等。

（2）风寒夹湿表证。本品辛香燥烈，能开肌腠而发汗，祛肌表之风寒表邪，又因其长于胜湿，故以风寒表证夹湿者最为适宜。常与羌活、白芷、防风等同用，如神术散（《太平惠民和剂局方》）。

（3）湿阻中焦证。本品苦温燥湿以祛湿浊，辛香健脾以和脾胃。对湿阻中焦，脾失健运而致脘腹胀闷，呕恶食少，吐泻乏力，舌苔白腻等症最为适宜。常与厚朴、陈皮等配伍，如平胃散（《太平惠民和剂局方》）；若脾虚湿聚，水湿内停的痰饮或外溢的水肿，则同利水渗湿之茯苓、泽泻、猪苓等同用，如胃苓汤（《证治准绳》）；若湿热或暑湿证，则可与清热燥湿药同用。

（4）本品尚能明目，用于夜盲症及眼目昏涩。可单用，或与羊肝、猪肝蒸煮同食。

反应性关节炎见湿气盛者可用之。

【用法用量】煎服，5～10g。

【古籍摘要】

（1）《神农本草经》："主风寒湿痹，死肌痉疸。作煎饵久服，轻身延年不饥。"

（2）《仁斋直指方》："脾精不禁，小便漏浊淋不止，腰背酸痛，宜用苍术以敛脾精，精生于谷故也。"

【现代研究】

（1）消化系统：现代研究发现苍术有保护肠道、促进肠道运动的功效。苍术具有抗腹泻和抗炎作用，抗炎是苍术抗腹泻的机理。苍术中的挥发油具有明显的抗炎作用，其机制与抑制组织中的 PGE2 生成有关。Yu KW 等发现苍术提取物中的多糖类成分能有效调节肠道免疫系统。

（2）抗菌：尹秀芝等对苍术的萃取物进行了系统的多梯度体外抑菌实验，结果显示苍术对 15 种真菌有不同程度的抑制作用，并且作用效果优于土槿皮、元柏等中药。

（3）神经系统：有研究指出，β-桉叶醇和苍术醇是苍术的镇痛作用有效成分，并且 β-桉叶醇还有降低骨骼肌乙酰胆碱受体敏感性的作用。

13. 萆薢

【性味归经】苦，平。归肾、胃经。

【功能主治】利湿去浊，祛风除痹。

（1）膏淋，白浊。本品善利湿而分清去浊，为治膏淋要药。用于膏淋，小便混浊，白如米泔，常与乌药、益智仁、石菖蒲同用，如萆薢分清饮（《杨氏家藏方》）；亦可用治妇女白带属湿盛者，与猪苓、白术、泽泻同用。

（2）风湿痹痛。本品能祛风除湿，通络止痛。善治腰膝痹痛，筋脉屈伸不利。若偏于寒湿者，可与附子、牛膝同用，如萆薢丸（《圣济总录》）；

属湿热者，则与黄柏、忍冬藤、防己等配伍用。

反应性关节炎湿浊盛者可用。

【用法用量】煎服，10～15g。

【古籍摘要】

（1）《神农本草经》："主腰背痛，强骨节，风寒湿周痹，恶疮不瘳，热气。"

（2）《本草纲目》："治白浊，茎中痛，痔瘘坏疮。"

【现代研究】

抗菌：萆薢含的薯蓣皂苷、克拉塞林苷均有抗真菌作用。

14. 羌活

【性味归经】辛、苦，温。归膀胱、肾经。

【功能主治】解表散寒，祛风胜湿，止痛。

（1）风寒感冒。本品辛温发散，气味雄烈，善于升散发表，有较强的解表散寒、祛风胜湿、止痛之功。故外感风寒夹湿，恶寒发热，肌表无汗，头痛项强，肢体酸痛较重者，尤为适宜，常与防风、细辛、川芎等祛风解表止痛药同用，如九味羌活汤（《此事难知》）；若风湿在表，头项强痛，腰背酸重，一身尽痛者，可配伍独活、藁本、防风等药，如羌活胜湿汤（《内外伤辨惑论》）。

（2）风寒湿痹。本品辛散祛风、味苦燥湿、性温散寒，有较强的祛风湿、止痛作用，常与其他祛风湿、止痛药配伍，主治风寒湿痹，肢节疼痛。因其善入足太阳膀胱经，以除头项肩背之痛见长，故上半身风寒湿痹、肩背肢节疼痛者尤为多用，常与防风、姜黄、当归等药同用，如蠲痹汤（《是斋百一选方》）；若风寒、风湿所致的头风痛，可与川芎、白芷、藁本等药配伍，如羌活芎藁汤（《审视瑶函》）。

反应性关节炎属寒湿痹阻上肢而见疼痛者可用之。

【用法用量】煎服，3～9g。

【古籍摘要】

（1）《珍珠囊》："太阳经头痛，去诸骨节疼痛。"

（2）《本草品汇精要》："主遍身百节疼痛，肌表八风贼邪，除新旧风湿，排腐肉疽疮。"

【现代研究】

（1）解热、抗炎、镇痛：羌活挥发油能使致热性大鼠体温明显降低，具有显著的解热作用。羌活挥发油经灌胃和胸腔注射给药均能不同程度地抑制小鼠二甲苯耳水肿，对大鼠角叉菜胶、右旋糖酐足肿胀也有一定的抑制作用。羌活水提物 10、20g/kg，乙酸乙酯提取部分 20、40g/kg 及正丁醇提取部分 20g/kg 均能抑制醋酸引起的小鼠扭体次数。

（2）免疫调节：羌活水提醇沉溶液能显著促进佐剂性关节炎模型大鼠全血白细胞的吞噬功能和全血淋巴细胞的转化率，并提高其红细胞免疫功能。

15. 独活

【性味归经】辛、苦，微温。归肾、膀胱经。

【功能主治】祛风湿，止痛，解表。

（1）风寒湿痹。本品辛散苦燥，气香温通，功善祛风湿，止痹痛，为治风湿痹痛主药，凡风寒湿邪所致之痹证，无论新久，均可应用；因其主入肾经，性善下行，尤以腰膝、腿足关节疼痛属下部寒湿者为宜。治感受风寒湿邪的风寒湿痹，肌肉、腰背、手足疼痛，常与当归、白术、牛膝等同用，如独活汤（《活幼心书》）；若与桑寄生、杜仲、人参等配伍，可治痹证日久正虚，腰膝酸软，关节屈伸不利者，如独活寄生汤（《备急千金要方》）。

（2）风寒夹湿表证。本品辛散温通苦燥，能散风寒湿而解表，治外感风寒夹湿所致的头痛头重，一身尽痛，多配羌活、藁本、防风等，如羌活胜湿汤（《内外伤辨惑论》）。

（3）少阴头痛。本品善入肾经而搜伏风，与细辛、川芎等相配，可治风扰肾经、伏而不出之少阴头痛，如独活细辛汤（《症因脉治》）。

（4）其祛风湿之功，亦治皮肤瘙痒，内服或外洗皆可。

反应性关节炎属寒湿痹阻下肢而见疼痛者可用之。

【用法用量】煎服，3～9g。外用，适量。

【古籍摘要】

（1）《名医别录》："疗诸贼风，百节痛风无新久者。"

（2）《本草正》："专理下焦风湿，两足痛痹，湿痒拘挛。"

（3）《本草求真》："独活，辛苦微温，比之羌活，其性稍缓，凡因风干足少阴肾经，伏而不出，发为头痛，则能善搜而治矣，以故两足湿痹，不能动履，非此莫痊，风毒齿痛，头眩目晕，非此莫攻……因其所胜而为制也。且有风自必有湿，故羌则疗水湿游风，而独则疗水湿伏风也……羌有发表之功，独有助表之力。羌行上焦而上理，则游风头痛、风湿骨节疼痛可治，独行下焦而下理，则伏风头痛、两足湿痹可治。"

【现代研究】

（1）抗炎：研究表明，中、高剂量的独活能抑制或明显抑制蛋清致大鼠足肿胀，大鼠佐剂性关节炎的原发性和继发性肿胀，以及小鼠腹腔毛细血管的通透性，说明其具有抗风湿性关节炎的作用。

（2）镇痛：有研究表明，独活挥发油高剂量组可显著减少醋酸所致的小鼠扭体次数，镇痛率可达76.8%。

16. 麻黄

【性味归经】辛、微苦，温。归肺、膀胱经。

【功能主治】发汗解表，宣肺平喘，利水消肿。

（1）风寒感冒。本品味辛发散，性温散寒，主入肺与膀胱经，善于宣肺气、开腠理、透毛窍而发汗解表，发汗力强，为发汗解表之要药。宜用于风寒外郁，腠理闭密无汗的外感风寒表实证，每与桂枝相须为用，以增强发汗散寒解表之力。因麻黄兼有平喘之功，故对风寒表实而有喘逆咳嗽者尤为适宜，如麻黄汤（《伤寒论》）。

（2）咳嗽气喘。本品辛散苦泄，温通宣畅，主入肺经，可外开皮毛之郁闭，以使肺气宣畅；内降上逆之气，以复肺司肃降之常，故善平喘，为治疗肺气壅遏所致喘咳的要药，并常以杏仁等止咳平喘药为辅助。治疗风寒外束，肺气壅遏的喘咳实证，常配伍杏仁、甘草，如三拗汤（《太平惠民和剂局方》）；治疗寒痰停饮，咳嗽气喘，痰多清稀者，常配伍细辛、干姜、半夏等，如小青龙汤（《伤寒论》）；若肺热壅盛，高热喘急者，每与石膏、杏仁、甘草配用，以清肺平喘，如麻杏甘石汤（《伤寒论》）。

（3）风水水肿。本品上宣肺气、发汗解表，可使肌肤之水湿从毛窍外散，并通调水道、下输膀胱以下助利尿之力，故宜于风邪袭表、肺失宣降的水肿、小便不利兼有表证者，每与甘草同用，如甘草麻黄汤（《金匮要略》）。如再配伍生姜、白术等发汗解表药、利水退肿药，则疗效更佳，如《金匮要略》越婢加术汤。

（4）取麻黄散寒通滞之功，也可用治风寒痹证，阴疽，痰核。

反应性关节炎关节疼痛无汗遇寒加重者。

【用法用量】煎服，2～9g。发汗解表宜生用，止咳平喘多炙用。

【古籍摘要】

（1）《神农本草经》："主中风，伤寒头痛，温疟。发表出汗，去邪热气，止咳逆上气，除寒热，破癥坚积聚。"

（2）《名医别录》："通腠理，解肌。"

【现代研究】

（1）抗炎：麻黄所含白飞燕草苷元对实验性关节炎有抑制作用。

（2）中枢兴奋：麻黄碱通过提高中枢性痛觉阈值产生镇痛作用。

（3）抗菌、抗病毒：麻黄水煎剂和挥发油对多种细菌有不同程度的抗菌作用，如对亚洲甲型流感病毒有抑制作用，对小鼠感染甲型流感病毒PR8株产生治疗作用。

17.桂枝

【性味归经】辛、甘，温。归心、肺、膀胱经。

【功能主治】发汗解肌，温通经脉，助阳化气。

（1）风寒感冒。本品辛甘温煦，甘温通阳扶卫，其开腠发汗之力较麻黄温和，而善于宣阳气于卫分，畅营血于肌表，故有助卫实表、发汗解肌、散风寒之功。对于外感风寒，不论表实无汗、表虚有汗及阳虚受寒者，均宜使用。如治疗外感风寒、表实无汗者，常与麻黄同用，以开宣肺气，发散风寒，如麻黄汤（《伤寒论》）；若外感风寒、表虚有汗者，当与白芍同用，以调和营卫，发汗解肌，如桂枝汤（《伤寒论》）；若素体阳虚、外感风寒者，每与麻黄、附子、细辛配伍，以发散风寒，温助阳气。

（2）寒凝血滞诸痛证。本品辛散温通，具有温通经脉、散寒止痛之效。如胸阳不振，心脉瘀阻，胸痹心痛者，桂枝能温通心阳，常与枳实、薤白同用，如枳实薤白桂枝汤（《金匮要略》）；若中焦虚寒，脘腹冷痛，桂枝能温中散寒止痛，每与白芍、饴糖等同用，如小建中汤（《金匮要略》）；若妇女寒凝血滞，月经不调，经闭痛经，产后腹痛，桂枝既能温散血中之寒凝，又可宣导活血药物，以增强化瘀止痛之效，多与当归、吴茱萸同用，如温经汤（《金匮要略》）；若风寒湿痹，肩臂疼痛，可与附子同用，以祛风散寒，通痹止痛，如桂枝附子汤（《伤寒论》）。

（3）痰饮、蓄水证。本品甘温，既可温扶脾阳以助运水，又可温肾阳、逐寒邪以助膀胱气化，而行水湿痰饮之邪，为治疗痰饮病、蓄水证的常用药。如脾阳不运，水湿内停所致的痰饮病眩晕、心悸、咳嗽者，常与茯苓、白术同用，如苓桂术甘汤（《金匮要略》）；若膀胱气化不行，水肿，小便不利者，每与茯苓、猪苓、泽泻等同用，如五苓散（《伤寒论》）。

（4）心悸。本品辛甘性温，能助心阳，通血脉，止悸动。如心阳不振，不能宣通血脉，而见心悸动、脉结代者，每与甘草、人参、麦冬等同用，如炙甘草汤（《伤寒论》）；若阴寒内盛，引动下焦冲气，上凌心胸所致奔豚者，常重用本品，如桂枝加桂汤（《伤寒论》）。

【用法用量】煎服，3～30g。

【古籍摘要】

（1）《医学启源》："《主治秘诀》：去伤风头痛，开腠理，解表，去皮肤风湿。"

（2）《本草经疏》："实表祛邪。主利肝肺气，头痛，风痹骨节疼痛。"

【现代研究】

（1）解热、镇痛、抗炎：有研究表明，桂皮醛能显著减轻酵母所致大鼠发热反应，明显提高热板痛阈和抑制醋酸所致扭体反应。研究表明，桂枝挥发油的抗炎作用显著，其能显著抑制二甲苯所致小鼠耳郭肿胀、醋酸致小鼠腹腔毛细血管通透性亢进及角叉菜胶致大鼠足肿胀，并显著降低脂多糖（LPS）致急性肺炎模型大鼠外周血白细胞总数、淋巴细胞计数。有研究表明，桂皮醛抗炎作用的发挥亦与影响 NF-κB 通路有关，能通过减少 NF-κB 通路激活所释放的炎性细胞因子（IL-1β、TNF-α 等）的生成来减轻炎性反应。

（2）抗菌：桂枝挥发油对金黄色葡萄球菌、大肠杆菌具有较好的抑菌效果，最低抑菌浓度为 2.08%。桂枝挥发油电热挥散剂有较强的空间灭菌作用，可作为空气消毒剂使用。

（3）抗病毒：研究发现，桂皮醛对柯萨奇病毒诱发的病毒性心肌炎小鼠具有治疗作用，能降低病毒滴度及第 7 天血清中 NO 含量，显著减少心肌中 iNOS、TNF-α、NF-κB P65 及 TLR4 蛋白的表达，抑制 TLR4/NF-κB 信号传导，提高小鼠生存率。

18. 细辛

【性味归经】辛，温；有小毒。归肺、肾、心经。

【功能主治】解表散寒，祛风止痛，通窍，温肺化饮。

（1）风寒感冒。本品辛温发散，芳香透达，长于解表散寒，祛风止痛，宜于外感风寒，头身疼痛较甚者，常与羌活、防风、白芷等祛风止痛药同用，如九味羌活汤（《此事难知》）。

（2）头痛，牙痛，风湿痹痛。本品辛香走窜，宣泄郁滞，上达颠顶，通利九窍，善于祛风散寒，且止痛之力颇强，尤宜于风寒性头痛、牙痛、痹痛等多种寒痛证。

（3）鼻渊。本品辛散温通，芳香透达，散风邪，化湿浊，通鼻窍，常用治鼻渊等鼻科疾病之鼻塞、流涕、头痛者，为治鼻渊之良药，宜与白芷、苍耳子、辛夷等散风寒、通鼻窍药配伍。

（4）肺寒咳喘。本品辛散温通，外能发散风寒，内能温肺化饮，常与散寒宣肺、温化痰饮药同用，以主治风寒咳喘证，或寒饮咳喘证。

反应性关节炎小关节疼痛明显属寒证者可用。

【用法用量】煎服，1～3g；散剂每次服0.5～1g。

【古籍摘要】

（1）《神农本草经》："主咳逆，头痛脑动，百节拘挛，风湿痹痛，死肌。明目，利九窍。"

（2）《本草汇言》："细辛，佐姜、桂能驱脏府之寒，佐附子能散诸疾之冷，佐独活能除少阴头痛，佐荆、防能散诸经之风，佐芩、连、菊、薄，又能治风火齿痛而散解诸郁热最验也。"

【现代研究】

（1）解热镇痛：将细辛挥发油的阿拉伯胶乳剂给兔口服，可降低其正常及温热刺激法引起的体温升高。细辛的散剂、煎剂、95%乙醇提取物及挥发油部分均能明显减少醋酸引起的小鼠扭体次数及明显提高小鼠痛阈值。

（2）免疫调节：细辛脂素在一定程度上可抑制黏附分子的表达，并可部分取代环孢霉素A的抗排异反应。

（3）抗菌作用：细辛浸提液对辣椒疫病菌、番茄灰霉病菌、茄黄萎病菌、黄瓜枯萎病菌和黄瓜菌核病菌有明显抑制作用。

19. 附子

【性味归经】辛、甘，大热；有毒。归心、肾、脾经。

【功能主治】散寒止痛，回阳救逆，补火助阳。

（1）寒痹证。本品气雄性悍，走而不守，能温经通络，逐经络中风寒湿邪，故有较强的散寒止痛作用。凡风寒湿痹周身骨节疼痛者均可用之，尤善治寒痹痛剧者，常与桂枝、白术、甘草同用，如甘草附子汤（《伤寒论》）。

（2）亡阳证。本品能上助心阳、中温脾阳、下补肾阳，为"回阳救逆第一品药"。常与干姜、甘草同用，治吐利汗出，发热恶寒，四肢拘急，手足厥冷，或大汗、大吐、大泻所致亡阳证，如四逆汤（《伤寒论》）；本品能回阳救逆，人参能大补元气，二者同用，可治亡阳兼气脱者，如参附汤（《正体类要》）；若寒邪入里，直中三阴而见四肢厥冷，恶寒倦卧，吐泻腹痛，脉沉迟无力或无脉者，可与干姜、肉桂、人参同用，如回阳急救汤

（《伤寒六书》）。

（3）阳虚证。本品辛甘温煦，有峻补元阳、益火消阴之效，凡肾、脾、心诸脏阳气衰弱者均可应用。配肉桂、山茱萸、熟地黄等，可治肾阳不足，命门火衰所致阳痿滑精、宫寒不孕、腰膝冷痛、夜尿频多者，如右归丸（《景岳全书》）；配党参、白术、干姜等，可治脾肾阳虚、寒湿内盛所致脘腹冷痛、大便溏泻等，如附子理中汤（《太平惠民和剂局方》）；与茯苓、白术等同用，可治脾肾阳虚，水气内停所致小便不利、肢体浮肿者，如真武汤（《伤寒论》）；若治心阳衰弱，心悸气短，胸痹心痛者，可与人参、桂枝等同用；治阳虚兼外感风寒者，常与麻黄、细辛同用，如麻黄附子细辛汤（《伤寒论》）。

反应性关节炎见关节冷痛者可用之。

【用法用量】煎服，3～15g。本品有毒，宜先煎0.5～1小时，至口尝无麻辣感为度。

【古籍摘要】

（1）《神农本草经》："主风寒咳逆邪气，温中，金疮，破癥坚积聚，血瘕，寒湿踒躄，拘挛膝痛，不能行步。"

（2）《本草汇言》："附子，回阳气，散阴寒，逐冷痰，通关节之猛药也。诸病真阳不足，虚火上升，咽喉不利，饮食不入，服寒药愈甚者，附子乃命门主药，能入其窟穴而招之，引火归原，则浮游之火自熄矣。凡属阳虚阴极之候，肺肾无热证者，服之有起死之殊功。"

（3）《本草正义》："附子，本是辛温大热，其性善走，故为通十二经纯阳之要药，外则达皮毛而除表寒，里则达下元而温痼冷，彻内彻外，凡三焦经络，诸脏诸腑，果有真寒，无不可治。"

【现代研究】

（1）抗炎镇痛：陈荣昌等发现，附子煎剂有抑制急性炎症的作用，用蛋清或甲醛作为诱发剂，达到使小鼠关节肿胀的目的，用附片水煎剂给大鼠口腔灌注，可明显改善大鼠的关节肿胀症状。汪瑶等发现，附子汤能使蟾蜍离体坐骨神经阈提高，有效不应期延长，兴奋性降低，阻滞坐骨神经动作电位传导。

（2）调节免疫：吴丽等证实大黄附子汤对BALB/c小鼠腹腔巨噬细胞免疫起调节作用，能改善脂多糖（LPS）对BALB/c小鼠腹腔巨噬细胞的诱导，提高其抗氧化能力。有研究表明，附子酸性多糖对对环磷酰胺所致的白细胞水平降低有升高之效，免疫低下的小鼠有增强体液免疫和细胞免疫的作用，可用于减轻化疗药的毒副作用。

20. 牛膝

【性味归经】苦、甘、酸，平。归肝、肾经。

【功能主治】活血通经，补肝肾，强筋骨，利水通淋，引火（血）下行。

（1）瘀血阻滞之经闭、痛经、经行腹痛、胞衣不下及跌扑伤痛。本品活血祛瘀力较强，性善下行，长于活血通经，其活血祛瘀作用有疏利降泄之特点，尤多用于妇科经产诸疾及跌打伤痛。

（2）腰膝酸痛、下肢痿软。牛膝既能活血祛瘀，又能补益肝肾，强筋健骨，兼能祛除风湿，故可用于肝肾亏虚之腰痛、腰膝酸软，可配伍杜仲、续断、补骨脂等同用。

（3）淋证、水肿、小便不利。本品性善下行，既能利水通淋，又能活血祛瘀。治热淋、血淋、砂淋，常配冬葵子、瞿麦、车前子、滑石用，如牛膝汤（《备急千金要方》）；治水肿、小便不利，常配地黄、泽泻、车前子，如加味肾气丸（《严氏济生方》）。

（4）火热上炎，阴虚火旺之头痛、眩晕、齿痛、口舌生疮、吐血、衄血。本品味苦善泄降，能导热下泄，引血下行，以降上炎之火。治肝阳上亢之头痛眩晕，可与代赭石、生牡蛎、生龟板等配伍，如镇肝息风汤（《医学衷中参西录》）；治胃火上炎之齿龈肿痛、口舌生疮，可配地黄、石膏、知母等同用，如玉女煎（《景岳全书》）；治气火上逆，迫血妄行之吐血、衄血，可配白茅根、栀子、代赭石以引血下行，降火止血。

怀牛膝以补肝肾强筋骨为主，川牛膝以活血通经为主。

反应性关节炎偏于下半身不适者可用。

【用法用量】煎服，6～30g。活血通经、利水通淋、引火（血）下行宜生用；补肝肾、强筋骨宜酒炙用。

【古籍摘要】

（1）《神农本草经》："主寒湿痿痹，四肢拘挛，膝痛不可曲伸，逐血气，伤热火烂，堕胎。"

（2）《本草纲目》："治久疟寒热，五淋尿血，茎中痛，下痢，喉痹，口疮，齿痛，痈肿恶疮，伤折。""牛膝乃足厥阴、少阴之药，大抵得酒则能补肝肾，生用则能去恶血。"

【现代研究】

（1）抗骨质疏松、抗炎：研究发现，牛膝具有抗骨质疏松和加速大鼠骨折愈合及抑制蛋清引起的大鼠足肿胀作用。

（2）免疫调节：研究发现，牛膝能提高环磷酰胺所致免疫抑制模型小鼠的胸腺及脾脏质量、吞噬百分率、吞噬指数，促进溶血素、溶血斑形成，提高淋巴细胞转化率。

21. 淫羊藿

【性味归经】辛、甘，温。归肾、肝经。

【功能主治】补肾壮阳，祛风除湿。

（1）肾阳虚衰，阳痿尿频，腰膝无力。本品辛甘性温燥烈，长于补肾壮阳，单用有效，亦可与其他补肾壮阳药同用。单用本品浸酒服，以益丈夫兴阳，理腰膝冷痛，如淫羊藿酒（《食医心镜》）；与肉苁蓉、巴戟天、杜仲等同用，治肾虚阳痿遗精等，如填精补髓丹（《丹溪心法》）。

（2）风寒湿痹，肢体麻木。本品辛温散寒，祛风胜湿，入肝肾强筋骨，可用于风湿痹痛，筋骨不利及肢体麻木，常与威灵仙、苍耳子、川芎、肉桂同用，即仙灵脾散（《太平圣惠方》）。

（3）现代用于肾阳虚之喘咳及妇女更年期高血压，有较好疗效。

反应性关节炎阳虚所致肢体麻木者用之。

【用法用量】煎服，3～5g。

【古籍摘要】

（1）《神农本草经》："主阴痿绝伤，茎中痛，利小便，益气力，强志。"

（2）《日华子本草》："治一切冷风劳气，补腰膝，强心力，丈夫绝阳不起，女子绝阴无子，筋骨挛急，四肢不任，老人昏耄，中年健忘。"

（3）《分类草药性》："治咳嗽，去风，补肾而壮元阳。"

【现代研究】

（1）调节免疫：李晓冰等通过淫羊藿苷抗辐射实验揭示，淫羊藿苷能提高小鼠腹腔巨噬细胞吞噬百分率和吞噬指数；并能明显促进小鼠脾脏淋巴细胞转化功能和促进自然杀伤细胞（NK 细胞）活性，具有明显提高实验小鼠免疫功能的作用。

（2）对骨骼系统作用：Y．Cheng 等通过 MTT 法和测量碱性磷酸酶活性来观察淫羊藿苷对大鼠颅骨成骨细胞增殖和分化的影响，结果显示淫羊藿总黄酮和淫羊藿苷均可促进碱性磷酸酶活性（ALP 活性）和成骨细胞的增殖。

22. 熟地黄

【性味归经】甘，微温。归肝、肾经。

【功能主治】补血养阴，填精益髓。

（1）血虚诸证。本品甘温质润，补阴益精以生血，为养血补虚之要药。常与当归、白芍、川芎同用，治疗血虚萎黄、眩晕、心悸、失眠及月经不调、崩中漏下等，如四物汤（《太平惠民和剂局方》）；若心血虚，心悸怔忡，可与远志、酸枣仁等安神药同用；若崩漏下血而致血虚血寒、少腹冷痛者，可与阿胶、艾叶等补血止血、温经散寒药同用，如胶艾汤（《金匮要略》）。

（2）肝肾阴虚诸证。本品质润入肾，善滋补肾阴，填精益髓，为补肾阴之要药。古人谓之"大补五脏真阴""大补真水"。常与山药、山茱萸等同用，治疗肝肾阴虚之腰膝酸软、遗精、盗汗、耳鸣、耳聋及消渴等，可补肝肾，益精髓，如六味地黄丸（《小儿药证直诀》）；亦可与知母、黄柏、龟甲等同用，治疗阴虚骨蒸潮热，如大补阴丸（《丹溪心法》）。本品益精血、乌须发，常与何首乌、牛膝、菟丝子等配伍，治精血亏虚须发早白，如七宝美髯丹（《医方集解》）；本品补精益髓、强筋壮骨，也可配龟甲、锁阳、狗脊等，治疗肝肾不足，五迟五软，如虎潜丸（《医方集解》）。

（3）此外，熟地黄炭能止血，可用于崩漏等血虚出血证。

反应性关节炎属肝肾阴虚而见腰膝酸软者可用。

【用法用量】煎服，10～30g。

【古籍摘要】

（1）《医学启源》："熟地黄……补血虚不足，虚损血衰之人须用，善黑须发。"

（2）《药品化义》："熟地，藉酒蒸熟，味苦化甘，性凉变温，专入肝脏补血。因肝苦急，用甘缓之，兼主温胆，能益心血，更补肾水。凡内伤不足，苦志劳神，忧患伤血，纵欲耗精，调经胎产，皆宜用此。安五脏，和血脉，润肌肤，养心神，宁魂魄，滋补真阴，封填骨髓，为圣药也。"

【现代研究】

（1）抗炎：对于脂多糖诱导的小鼠巨噬细胞 RAW264.7 炎症反应（LPS），从地黄中提取的 2,5- 二羟基苯乙酮通过抑制氧化氮合酶（iNOS）的表达，显著抑制 NO 的产生，通过下调其 mRNA 的表达，显著降低促炎细胞因子 TNF-α 和 IL-6 的水平，有效抑制细胞外信号相关激酶（ERK）1/2 的磷酸化和 NF-κBp65 蛋白的核转位，2,5- 二羟基苯乙酮抑制炎症介质释放，阻断 ERK1/2 和 NF-κB 信号传导途径，产生抗炎作用。

（2）调节免疫：地黄多糖可上调小鼠骨髓来源的树突状细胞 CD40、CD80、CD83、CD86 和 MHCⅡ分子的表达，下调由于 IL-12 和 TNF-α 生成诱导的胞饮作用和吞噬作用，有效地促进树突状细胞的成熟，增强宿主免疫。

（3）对骨骼系统作用：有研究显示，地黄中的毛蕊花糖苷能明显抑制破骨细胞的分化和形成，减少骨质流失。

参考文献

[1] 朱巍. 莫成荣教授治疗反应性关节炎经验拾萃 [D]. 沈阳：辽宁中医药大学，2009.

[2] 林丽美，王智民，王金华，等.金银花、连翘及银翘药对水煎剂的抗炎、解热作用研究 [J].中国中药杂志，2008，33（4）：473-475.

[3] 阮之阳，王兆梅，黎嘉嘉，等.金银花挥发油及残渣浸膏的抗菌活性研究 [J].现代食品科技，2017，33（10）：77-82.

[4] 娄序笙，胡京红，葛东宇，等.金银花对病毒性心肌炎小鼠血清心肌酶的影响 [J].陕西中医，2017，38（4）：540-542.

[5] 周秀萍，李争鸣，刘志杰，等.金银花对大鼠免疫功能影响的研究 [J].实用预防医学，2011，18（2）：214-216.

[6] 田文继，武廷辅.加味四妙饮治疗湿热痹 80 例 [J].陕西中医，2008，29（4）：445-446.

[7] 胡竟一，雷玲，余悦，等.连翘的抗炎解热作用研究 [J].中药药理与临床，2007，23（3）：51-52.

[8] 官妍，谢萌，汪长中，等.连翘苷和黄芩苷对表皮葡萄球菌生物膜抑制作用的研究 [J].中国微生态学杂志，2010，22（10）：886-889.

[9] 段林建，张清，王农荣，等.连翘苷对甲型流感病毒核蛋白基因表达的影响研究 [J].中国全科医学，2012，15（18）：2082-2084.

[10] 傅颖珺，袁娟丽，陈江，等.连翘对严重烧伤大鼠外周血 Treg 及脾脏 Foxp3 的影响 [J].细胞与分子免疫学杂志，2009，25（10）：935-937.

[11] 郭进，黄宝英，张家永.中西医结合治疗赖特综合征 16 例 [J].福建中医药，2008，39（2）：42-43.

[12] 刘利本，平家奇，高海飞，等.蒲公英不同部位提取物体外抑菌作用的比较 [J].延边大学农学学报，2010，32（1）：65-68.

[13] 平家奇，刘利本，邹娟，等.蒲公英提取物体内抗炎作用研究 [J].延边大学农学学报，2010，32（1）：52-55.

[14] 胡荫奇，王承德，沈丕安.实用中医风湿病学 [M].北京：人民卫生出版社，1996.

[15] 黄文玉，周丽敏，唐敏，等.27 种清热解毒中药对葡萄球菌耐药菌株的实验研究 [J].山东中医杂志，1991，10（3）：40-41.

[16]刘云海，秦国伟，方建国，等.板蓝根抗内毒素活性化学成分的筛选[J].医药导报，2002，21（2）：74-75.

[17]徐丽华，黄芳陈，陈婷，等.板蓝根中的抗病毒活性成分[J].中国天然药物，2005，3（6）：45-46.

[18]秦箐，贺海平，Soren Brogger Christensen，等.板蓝根低极性流分的分离及其免疫活性[J].中国临床药学杂志，2001，10（1）：29-31.

[19]金相哲.浅谈莱特综合征的中医辨证治疗[J].光明中医,2013,28(5)：886-887.

[20]徐强，王蓉，徐丽，等.土茯苓对细胞免疫和体液免疫的影响[J].中国免疫学杂志，1993，9（1）：41-44.

[21]殷网虎，袁武军，曹美琳.土茯苓配方颗粒对临床常见致病菌的抗菌研究[J].中国中医急症，2011，20（12）：1957-1958.

[22]陈芝芸，项柏康，朱林喜，等.100味中药对幽门螺旋菌抑菌作用的实验研究[J].时珍国药研究，1996，7（1）：25-26.

[23]李波，朱维良，陈凯先.小檗碱及其衍生物的研究进展[J].药学学报，2008，43（8）：773-787.

[24]刘卫霞，王俊平，林立红，等.黄连解毒汤的镇痛、抗炎及体内抗肿瘤作用[J].沈阳医学院学报，2013，15（1）：53-55.

[25]林清，高秀娟，喇孝瑾，等.秦艽醇提取物抗炎镇痛作用的实验研究[J].西部中医药，2013，26（7）：28-30.

[26]龙启才，邱建波.威灵仙、秦艽、桑寄生醇提物体外对淋巴细胞和环氧酶的影响[J].中药药理与临床，2004，20（4）：26-27.

[27]李福安，李永平，童丽，等.秦艽抗甲型流感病毒的药效学实验研究[J].世界科学技术-中医药现代化，2007，9（4）：41-45.

[28]李娅，赵锡兰，杨凤琴，等.秦艽醇提取物对8种细菌的体外抑菌实验[J].中国医院药学杂志，2011，31（23）：1940-1942.

[29]潘昉，祝丽华，王倩，等.汉防己甲素对胶原诱导的关节炎大鼠关节腔液中与外周血清中IL-1β、IL-6、TNF-α的调节[J].临床和实验医学

杂志，2012，11（21）：1689-1691.

[30]李丰霞，张宏，单孔荣.汉防己甲素对氟康唑抗白念珠菌菌丝相活性的增效作用及其机制研究[J].中国人兽共患病学报，2009，25（1）：13-16.

[31]王敬翔，张艳华.当归拈痛汤治疗湿热痹 50 例[J].黑龙江中医药，2005（3）：23.

[32]刘晓梅.薏苡仁的药理研究与临床新用[J].中国医药指南，2010，8（2）：36-37.

[33]高岚，张仲一，张莉，等.薏苡仁汤镇痛消炎作用的实验研究[J].天津中医学院学报，2005，24（1）：17-19.

[34]苗明三.薏苡仁多糖对环磷酰胺致免疫抑制小鼠免疫功能的影响[J].中医药学报，2002，30（5）：49-50.

[35]陈忠琳，魏雪舫.以湿温辨证治疗乙型脑炎 24 例小结[J].新中医，1991（5）：27-28.

[36]王华伟，许慧婷.六一散治疗婴幼儿病毒性肠炎 148 例[J].浙江中西医结合杂志，2006，16（10）：639-640.

[37]周永学，李敏，唐志书，等.中药石膏及其主要成分解热抗炎作用及机制研究[J].陕西中医学院学报，2012，35（5）：74-76.

[38]夏怡，李祥，陈建伟，等.石膏及白虎汤清热泻火功效的实验研究[J].现代中药研究与实践，2009，23（2）：48-51.

[39]张明发，沈雅琴，朱自平，等.苍术抗腹泻和抗炎作用研究[J].中国药房，2000，11（3）：13-14.

[40]Yu KW, Kiyohara H, Matsumoto T, et al. Intestinal immune system modulating polysaccharides from rhizomes of Atractylodes lancea[J]. Planta Medica, 1998, 64（8）: 714.

[41]尹秀芝，蒲卓，王冰梅，等.中药苍术抗真菌作用的研究及临床观察[J].北华大学学报（自然科学版），2000，1（6）：492-494.

[42]周德文，周立勇，尹玲豫.术类的药理和药效[J].国外医药（植物

药分册），1996，11（3）：120-122.

[43] 徐惠波，孙晓波．赵全成，等．羌活挥发油的药理作用研究 [J]. 中草药，1991，22（1）：28-30.

[44] 秦彩玲，张毅，刘婷，等．中药羌活有效成分的筛选试验 [J]. 中国中药杂志，2000，25（10）：63-64.

[45] 王一，涛杨奎，王家葵，等．羌活的药理学研究 [J]. 中药药理与临床，1996（4）：13-16.

[46] 赵琦，张军武．短毛独活抗风湿性关节炎的药效学研究 [J]. 吉林中医药，2010，30（9）：816-818.

[47] 范莉，李林，何慧凤．独活挥发油抗炎、镇痛药理作用的研究 [J]. 安徽医药，2009，13（2）：133-134.

[48] 沈丕安编．中药不良反应与临床 [M]. 上海：第二军医大学出版社，2007.

[49] 马悦颖，李沧海，李兰芳，等．桂皮醛解热镇痛抗炎作用的实验研究 [J]. 中国临床药理学与治疗学，2006，11（12）：1336-1339.

[50] 徐世军，沈映君，解宇环．桂枝挥发油的抗炎作用研究 [J]. 中药新药与临床药理，2007，18（3）：186-189.

[51] Chao LK, Hua KF, Hsu HY et al. Cinnamaldehyde inhibits pro-inflammatory cytokines secretion from monocytes/macrophages through suppression of intracellular signaling[J].Food & Chemical Toxicology，2008，46（1）：220-231.

[52] 万里江，范正达，唐风雷，等．桂枝挥发油的提取及抗菌试验的考察 [J]. 海峡药学，2008，20（12）：32-34.

[53] 徐旭红，唐风雷，范正达，等．几种中药挥发油挥散剂空间抗菌作用的考察 [J]. 现代中西医结合杂志，2010，19（21）：2618-2619.

[54] 丁媛媛，赵钢涛，杨凡，等．桂皮醛对小鼠柯萨奇病毒诱发病毒性心肌炎的作用（英文）[J]. 天然产物研究与开发，2010，22（5）：769-776.

[55] 黄顺旺．细辛的药理毒理和临床应用 [J]. 安徽医药，2003，7（6）：

477-479.

[56] 张彦，张立德，王超凡，等.北细辛汉城细辛华细辛不同药用部位的镇痛作用研究 [J].中华中医药学刊，2009，27（5）：1096-1099.

[57] 张丽丽，李述峰，张烁，等.细辛脂素抗心脏移植急性排斥反应的作用及对黏附分子表达的影响 [J].中国中药杂志，2006，31（6）：494-497.

[58] 黄奔立，朱华，顾艳，等.中草药对5种蔬菜病菌的抑制作用 [J].扬州大学学报，2006，27（3）：84-86.

[59] 陈荣昌，孙桂波，徐惠波，等.乌头药材不同部位的毒性比较研究 [J].中药新药与临床药理，2011，22（1）：4-7.

[60] 汪瑶，谢伟英，沈洁波，等.附子汤对蟾蜍坐骨神经动作电位的影响 [J].辽宁中医药大学学报，2012，14（2）：192-193.

[61] 吴丽，刘晓，蔡皓，等.大黄附子汤对 BALB/c 小鼠腹腔巨噬细胞功能的影响 [J].中国实验方剂学杂志，2012，18（9）：176-179.

[62] 苗智慧，刘京生，王燕凌，等.附子酸性多糖提高免疫低下小鼠免疫功能的实验研究 [J].河北中医，2007，29（12）：1130-1132.

[63] 杨柳，张颖，刘季田媛，等.牛膝补肾壮骨有效部位抗炎、镇痛作用研究 [J].中医药学报，2015，43（6）：25-28.

[64] 崔维，吴国学，张振凌.牛膝饮片及牛膝多糖对小鼠免疫抑制调节作用的研究 [J].中国实验方剂学杂志，2011，17（16）：141-143.

[65] 李晓冰，金东庆，郭良君，等.淫羊藿苷在辐射小鼠免疫学功能恢复中作用的研究 [J].中国辐射卫生，2002，11（3）：171.

[66] Zhang DW, Cheng Y, Wang NL, et al. Effects of total flavonoids and flavonol glycosides from Epimedium koreanum Nakai on the proliferation and differentiation of primary osteoblasts[J]. Phytomedicine, 2008, 15（1）: 55-61.

[67] Han Y, Jung HW, Lee JY, et al. 2, 5-dihydroxyacetophenone isolated from Rehmanniae Radix Preparata inhibits inflammatory responses in lipopolysaccharide-stimulated RAW264.7 macrophages[J]. Journal of Medicinal

Food，2012，15（6）：505-510.

[68] Zhang Z, Meng Y, Guo Y, et al. Rehmannia glutinosa polysaccharide induces maturation of murine bone marrow derived Dendritic cells（BMDCs）[J]. International Journal of Biological Macromolecules，2013，54（1）：136-143.

[69] Lee SY, Lee KS, Yi SH, et al. Acteoside suppresses RANKL-mediated osteoclastogenesis by inhibiting c-Fos induction and NF-κB pathway and attenuating ROS production[J].Plos One，2013，8（12）：e80873.

第二节　常用方剂

1. 桂枝加术附汤

【出处】《金匮要略》。

【组成】桂枝 15g，白芍 15g，炙甘草 10g，生姜 15g，大枣 4 枚，苍（白）术 10g，炮附子 10g，茯苓 20g，黄芪 15g，大黄 3g。

【煎服法】以水七升（1400mL），煮取三升（600mL），去滓，温服一升（200mL），日三服。

【功效主治】调和营卫，扶阳固表，祛风湿，止痹痛。

【方解】本方是为桂枝汤证兼见阳虚、关节疼痛者而设，表证未除，故用桂枝汤解肌散邪，调和营卫，以外解表证；用附子温经扶阳，温煦阳气，阳气得复，肌表自固，不仅外邪可解，漏汗自止，而肢急、溲难亦解；用苍术祛风除湿，利关节，此乃"治病求本"之例。

【名家论述】《伤寒论》第 174、175 条，《金匮要略·痉湿暍病脉证治第二》第 23、24 条："伤寒八九日，风湿相抟，身体疼烦不能自转侧，不呕不渴，脉浮虚而涩者，桂枝附子汤主之。若其人大便硬、小便自利者，去桂加白术汤主之。""风湿相抟，骨节疼烦，掣痛不得屈伸，近之则痛剧，汗出短气，小便不利，恶风不欲去衣，或身微肿者，甘草附子汤主之。"这两条论述的即是属于痹病中少阴病或是以少阴为主兼有太阴病的范畴。根据上述条文及临床经验，胡希恕先生创立了桂枝加术附汤，即桂枝汤再加上苍术、附子，治病在少阴或兼有太阴的痹病，即表虚寒证见关节疼痛、汗出恶风、小便不利者。胡希恕先生临床治疗痹病，"术"多用"苍术"，"附子"不用"生附子"而用"炮附子"。若恶风特别明显，加黄芪；若兼有心悸，加茯苓；若疼痛偏于一侧，加大黄。加大黄是胡希恕先生治疗痹病的独有经验，思路来自《金匮要略·腹满寒疝宿食病脉证治第十》第15条："胁下偏痛，发热，其脉紧弦，此寒也，以温药下之，宜大黄附子汤。"此方用大黄佐以温性的附子、细辛祛除偏于一侧的沉寒。因此，这一方证可衍化成桂枝加术附黄芪汤、桂枝加术附茯苓汤、桂枝加术附大黄汤。桂枝加术附汤方证是胡希恕先生临床应用机会最多的方证。

【现代研究】桂枝加术附汤即桂枝加附子汤加苍术，在桂枝加附子汤补虚温阳的基础上增加了除湿利尿作用。现代常用于治疗关节痛及神经痛。现将近年来日本对该方的研究与应用介绍如下。

基础研究

（1）对糖尿病模型小鼠神经肌肉突触的阻滞作用　近年研究表明，桂枝加术附汤对糖尿病性神经病变有效，可增加外周组织对胰岛素的敏感性。木村比较探讨了桂枝加术附汤与芍药甘草汤对糖尿病模型小鼠神经肌肉突触的阻滞作用。结果表明，桂枝加术附汤对正常小鼠神经肌肉突触的阻滞作用强于芍药甘草汤30倍。推测桂枝加术附汤的作用是方中所含以芍药甘草汤为核心的生药间复合作用的结果。试验表明，芍药甘草汤对肠管平滑肌有解痉作用。体外研究发现，生药及其有效成分单用时不显示活性的剂量，合用时可发挥作用，其复合作用包括不同生药成分间的协同和叠加效应。分析芍药甘草汤所含各种成分对神经肌肉阻滞作用及其含量比例与药效的关系，结果发现，其中的有效成分是芍药苷和甘草甜素。以桂枝加术附汤中芍药甘草汤为基础，逐一加入每味生药，研究其协同效果；同时研究合用芍药普和甘草甜素，加入对应生药成分的协同效果。结果，加入附子可增强对正常及病变小鼠神经肌肉的阻滞作用，对病变小鼠的作用更显著；加入苍术、生姜，其增强作用较弱；加入大枣未见增强效果。因此认为，桂枝加术附汤对神经突触的阻滞作用是构成方剂的生药间协同作用的结果，对糖尿病病态时的作用比正常状态的作用更强。

（2）抗糖尿病作用机制　实验结果表明，附子对正常与病态小鼠产生同等程度的神经肌肉突触阻滞效果，附子有效成分对正常与病态小鼠的ID_{50}之比约为1，表明附子对正常小鼠的毒性作用可能是其发挥作用的依据。附子作用于神经末梢细胞膜的钠通道，直接抑制神经末梢释放乙酰胆碱。附子的主要有效成分次乌头碱的活性强于乌头碱，其在炮制过程中保持稳定，是附子的作用主体。上述有效成分对正常或病态机体都显示很强的活性，在桂枝加术附汤的复合作用中发挥重要作用。

桂枝加术附汤治疗糖尿病有效是方中的苍术起主要作用。苍术的有效成分可增强芍药与甘草甜素合用时的效果。研究表明，苍术的有效成分作用于与乙酰胆碱受体调节因子有关的非收缩性的细胞内钙离子，改善糖尿病引起的钙离子因超极化而高度活化状态。芍药、甘草刺激神经肌肉突触的脱敏结构的作用，是由于芍药有效成分抑制作用于肌细胞膜上与钠-钾通道共轨的钙通道中钙离子迁移及兴奋收缩相关系统的钙。甘草甜素作用于钠-钾通道系统，抑制钾迁移，同时也作用于调节乙酰胆碱受体钙系统的磷脂酶A2。这两种成分单独应用时作用较弱，合用时其作用点通过钠离子引起偶联，出现协同作用。

（3）带状疱疹性神经痛　大竹对4年间用于治疗带状疱疹、带状疱疹性神经痛的汉方药进行了分析。急性期治疗时60%以上应用柴苓汤，其次是桂枝加术附汤、五苓散。带状疱疹性神经痛多用桂枝加术附汤（约为60%）。患病部位以胸神经支配区域最多，因此约80%给予桂枝加术附汤，三叉神经支配区该方的使用率为25%。将带状疱疹发病1个月以上仍有神经痛的57例患者分为2组，27例不辨证给予桂枝加术附汤，另30例不给药物（对照组）。就诊时疼痛强度评为10分，1个月后给药组与对照组的疼痛评分分别为7.3和7.9；2个月后分别为5.3和7.2。给药组各时段疼痛均明显减轻。2个月后疼痛评分4分以下为显效，5～7分为有效，结果给药组显效14例，有效7例；对照组显效3例，有效11例，给药组显效率较高。

志贺等认为治疗带状疱疹性神经痛，应首选桂枝加术附汤。从发病部位分析，桂枝加术附汤对躯干、四肢的带状疱疹性神经痛效果较好。

（4）腰腿痛为主的疾病　大竹认为，桂枝加术附汤具有与非甾体抗炎药（NSAIDS）相同的镇痛效果，并有与异丙氧黄酮抑制骨量减少相似的作用，能使骨形成标志物——骨型碱性磷酸酶显著降低，抑制骨代谢转换。因此桂枝加术附汤不仅可缓解疼痛，还直接作用于骨骼，维持骨量，可作为老年性骨质疏松所致腰痛者的首选药，也可与二磷酸盐制剂合用预防骨折。

2. 葛根加术附汤

【出处】《伤寒论》。

【组成】葛根 20g，麻黄 10g，桂枝 10g，生姜 10g，白芍 10g，炙甘草 10g，大枣 10 枚，苍（白）术 10g，炮附子 10g。

【煎服法】水煎服。

【功效主治】温阳燥湿，舒筋止痛。治阳虚湿蕴之寒痹，经络痹阻，肩痛、臂痛、腰腿痛，或周身疼痛者。

【方解】方中葛根升津液，濡筋脉，为君。麻黄、桂枝疏散风寒，发汗解表；术、附温肾阳，燥脾湿，共为臣。白芍、甘草生津养液，缓急止痛，为佐；生姜、大枣调和脾胃，鼓舞脾胃生发之气，为使。诸药合用，共奏温阳燥湿，舒筋止痛之功。

【名家论述】葛根加术附汤即葛根汤再加上苍术、附子而成。葛根汤出自《伤寒论》第 31 条："太阳病，项背强几几，无汗恶风，葛根汤主之。"葛根汤本属治太阳病的方证，如陷入表阴证即少阴病，则应加附子以温阳解表，为治葛根汤证而变为少阴证者。故本方证用于以少阴病为主而兼有太阴病的痹证，症状表现为发热无汗、恶寒明显、身重、项背强痛的慢性关节炎等。临床中即使未见项背强痛，亦可依据六经辨证的思路运用本方。

【现代研究】现代研究表明，葛根汤具有抗炎镇痛及调节免疫作用。如周军等发现葛根汤对佐剂关节炎大鼠的原发性和继发性关节肿胀均有抑制作用，其作用可能与下调足关节组织炎性因子 IL-1β、TNF-α 和 PGE2 的含量有关。而苍术中的挥发油可通过抑制组织中的 PGE2 生成而具有明显的抗炎作用。陈荣昌等研究发现附子具有抗炎作用。

3. 桂枝芍药知母汤

【出处】《金匮要略》。

【组成】桂枝 20g，白芍 20g，炙甘草 10g，麻黄 10g，生姜 15g，白术 15g，知母 15g，防风 10g，炮附子 15g。

【煎服法】上九味，以水 2000mL，煮取 480mL，每次温服 160mL，日三服。

【功效主治】诸肢节疼痛，身体尪羸，脚肿如脱，头眩短气，温温欲吐者。

【方解】本方桂枝治风，麻黄治寒，白术治湿，防风佐桂，附子佐麻黄、白术。白芍、生姜、甘草亦和发其营卫，如桂枝汤例也。知母治脚肿，引诸药祛邪益气力。附子行药势，为开痹大剂。

【名家论述】桂枝芍药知母汤方出自《金匮要略·中风历节病脉证并治第五》第 8 条："诸肢节疼痛，身体尪羸，脚肿如脱，头眩短气，温温欲吐，桂枝芍药知母汤主之。"《沈注金匮要略》："此久痹而出方也，乃脾胃肝肾俱虚，足三阴表里皆痹，难拘一经主治，故用桂枝、芍药、甘、术调和营卫，充益五脏之元；麻黄、防风、生姜开腠行痹而驱风外出；知母保肺清金以使治节；经谓风、寒、湿三气合而为痹，以附子行阳燥湿除寒为佐也。"《金匮要略心典》："桂枝、麻黄、防风，散湿于表；芍药、知母、甘草，除热于中；白术、附子，驱湿于下；而用生姜最多，以止呕降逆。为湿热外伤肢节，而复上冲心胃之治法也。"冯老认为方中桂枝、麻黄、防风、附子治少阴，白术、生姜治太阴，知母、芍药治阳明，故将本方证归属少阴阳明太阴合病证，辨证要点为：关节疼痛、肢体肿而气冲呕逆者。冯老临床中运用此方，因麻黄已具解表作用，常去同样具有解表作用的防风而加以去湿为主的防己，以加强利水祛湿作用，精简解表药的使用。故本方证用于以少阴病为主兼有阳明太阴病的痹证，症状表现为关节疼痛变形、脚肿明显，伴有气冲呕逆。

【现代研究】桂枝芍药知母汤可减少致痛因子产生，抑制炎症细胞因子，诱导细胞凋亡，调节 T 细胞功能，抑制破骨细胞活化，从而对痹病具有多方面的调节作用。研究证明桂枝芍药知母汤可明显抑制醋酸所致小鼠扭体反应和大鼠棉球肉芽肿组织增生，降低小鼠腹腔毛细血管通透性，显著抑制 AA 大鼠原发性足肿胀及继发性关节炎，机理研究表明桂枝芍药知母汤可明显降低 AA 大鼠炎性组织中 PGE2 的含量，同时还显著抑制炎症反应时的白细胞游走。方中桂枝的主要成分是桂皮醛，具有镇痛、镇静、抗惊厥的作用；芍药中所含的芍药苷有镇静、镇痛的作用，中成药白芍总苷对小鼠免疫应答具有调节作用，白芍煎剂对某些细菌和致病菌有抑制作用；附子有较强的强心作用，对甲醛性和蛋清性关节肿有明显的消炎作用，所含次乌头碱与乌头原碱有镇痛和镇静作用。桂枝芍药知母汤的药理作用是抗炎镇痛，抑制各种细菌的作用，所以该方适合用于治疗各类炎症性关节炎。

4. 麻杏薏甘汤

【出处】《金匮要略》。

【组成】麻黄 10g，薏苡仁 30g，杏仁 15g，炙甘草 10g。

【煎服法】水煎服。

【功效主治】除风祛湿，解表通阳。治疗各种急慢性风湿病，或无名热，急慢性肾炎，骨关节病。

【方解】方中麻黄开表散邪，使在表及体内之邪气得以透达，麻黄、杏仁相配，为宣利气机、通痹止痛常用组合；薏苡仁清热除湿健脾兼止痹痛；甘草调和诸药，健脾补中。

【名家论述】麻杏薏甘汤方出自《金匮要略·痉湿暍病脉证治第二》第21 条："病者一身尽疼，发热，日晡所剧者，此名风湿。此病伤于汗出当风，或久伤取冷所致也，可与麻黄杏仁薏苡甘草汤。"方中麻黄、杏仁治在太阳，薏苡仁治在阳明，冯老将本方证归属太阳阳明合病证，辨证要点为：周身关节痛、发热、身重或肿者。本方证常用于治疗急性风湿热，症见一身关节疼痛、发热、身重或肿，太阳阳明合病的湿热痹证。

【现代研究】麻杏薏甘汤中具有治疗风湿作用的主要成分为苦杏仁苷，该成分具有清除人体内风湿因子和止痛的作用。不过，苦杏仁苷在进入人体后，可分解为氢氰酸，而氢氰酸具有抑制中枢神经的作用，其剂量一旦过大就会使人中毒。在麻杏薏甘汤中使用杏仁的同时配伍使用麻黄与甘草，可以有效地控制该方中杏仁苷的含量。

5. 柴胡桂枝汤

【出处】《伤寒论》。

【组成】柴胡16g，半夏10g，黄芩10g，人参6g，桂枝10g，白芍10g，炙甘草6g，生姜10g，大枣3枚。

【煎服法】上九味，以水七升，煮取三升，去滓，温服一升。

【功效主治】和解少阳，调和营卫。主治外感风寒，发热自汗，微恶寒，或寒热往来，鼻鸣干呕，头痛项强，胸胁痛满，脉弦或浮大。

【方解】本方为少阳、太阳表里双解之轻剂，取小柴胡汤、桂枝汤各半量，合剂制成。桂枝汤调和营卫，解肌辛散，以治太阳之表；小柴胡汤和解少阳，宣展枢机，以治半表半里。

【名家论述】柴胡桂枝汤方出自《伤寒论》："伤寒六七日，发热，微恶寒，肢节烦痛，微呕，心下支结，外证未去者，柴胡桂枝汤主之。"《金匮要略·腹满寒疝宿食病脉证治第十》："《外台秘要》柴胡桂枝汤方：治心腹卒中痛者。"冯老将本方证归属太阳少阳合病证，辨证要点为：半表半里热证而见口苦、咽干、目眩、胸胁苦满、纳差的小柴胡汤证与发热、汗出、恶风、脉浮缓的桂枝汤证同时并见者。太阳病转属少阳柴胡汤证，外证未去则予柴胡桂枝汤。外感重证往往于发病之初即常见太少并病或合病，又条文中有"肢节烦痛"之治，则本方可用于治疗急性风湿关节炎，或用于感冒后关节痛，症见发热恶寒、四肢关节痛的太阳表证，同时又有微呕、胸胁苦满的半表半里阳证，太阳少阳合病的痹证。若出现口干舌燥，还可在本方中加石膏以清阳明里热。

【现代研究】

抗炎作用：加藤正秀等研究了柴胡制剂对实验性大鼠炎症的作用。实验表明，柴胡桂枝汤具有较强的抗炎作用，对慢性炎症较急性炎症效果显著，并认为其抗炎作用主要与柴胡、黄芩、芍药、桂枝有关，通过抑制化学介质的游离而抗局部炎症，其全身作用是刺激脑垂体-肾上腺的内分泌系统，调节由于炎症而变化的生物体机能，呈现消炎效果。柴胡桂枝汤可增加正常小鼠的脾淋巴细胞转化率及小鼠迟发型变态反应，能够提高免疫功能。

5. 防己黄芪汤

【出处】《金匮要略》。

【组成】防己 12g，黄芪 15g，白术 12g，炙甘草 6g，生姜 10g，大枣 10 枚。

【煎服法】水煎服。

【功效主治】益气除湿，祛风止痛。治气虚风湿阻滞筋脉骨节，肩痛、臂痛、腰腿痛，或周身疼痛者。

【方解】方用防己苦泄辛散，祛风除湿。黄芪补气健脾补肺，尤能固表。二药相伍，补气祛湿，祛风散邪固表，共为君药。白术补脾燥湿，既助黄芪补气固表，又助防己祛湿利水，为佐药。共奏益气除湿、祛风止痛之功。

【名家论述】防己黄芪汤方出自《金匮要略·水气病脉证治第十四》："风水，脉浮，身重，汗出恶风者，防己黄芪汤主之。"《金匮要略·痉湿暍病脉证治第二》："风湿，脉浮，身重，汗出恶风者，防己黄芪汤主之。"《金匮要略·水气病脉证治第十四》附方："《外台秘要》防己黄芪汤治风水，脉浮为在表，其人或头汗出，表无他病，病者但下重，从腰以上和腰以下当肿及阴，难以屈伸。"方中生姜、黄芪发汗解表治在太阳，防己、白术祛湿利水治在太阴，冯老将本方证归属太阳太阴合病证，辨证要点为：脉浮、汗出恶风、身重、身半以下肿重者。临床中常用其治风湿风水、表虚汗出而恶风者。故本方证常用于治疗表虚特别明显，同时表湿重的风湿性关节炎，症见脉浮、身重、四肢浮肿、汗出恶风明显的太阳太阴合病之痹证。

【现代研究】汪小莉等研究发现防己黄芪汤具有抗炎、止痛作用，可用于风湿性疾病。

6.越婢加术汤

【出处】《金匮要略方义》。

【组成】麻黄 18g，生石膏 45g，白术 12g，炙甘草 10g，生姜 10g，大枣 10 枚。

【煎服法】上药六味，以水 1.2L，先煮麻黄，去上沫，纳诸药，煮取600mL，分三次温服。

【功效主治】疏风泄热，发汗利水。主治水肿之皮水。症见一身面目悉肿，发热恶风，小便不利，苔白，脉沉等。

【方解】《金匮要略方义》：本方乃越婢汤加白术而成。白术乃脾家正药，健脾化湿是其专长，与麻黄相伍，能外散内利，祛一身皮里之水。本方治证，乃脾气素虚，湿从内生复感外风，风水相搏，发为水肿之病。方以越婢汤发散其表，白术治其里，使风邪从皮毛而散，水湿从小便而利。二者配合，表里双解，表和里通，诸症得除。

【名家论述】越婢加术汤方出自《金匮要略·水气病脉证治第十四》："里水者，身面目黄肿，其脉沉，小便不利，故令病水。假令小便自利，此亡津液，故令渴也，越婢加术汤主之。"《金匮要略·水气病脉证治第十四》："里水，越婢加术汤主之，甘草麻黄汤亦主之。"《金匮要略·中风历节病脉证并治第五》附方："《千金方》越婢加术汤，治肉极热则身体津脱，腠理开，汗大泄，厉风气，下焦脚弱。"方中麻黄解表发越水气治在太阳，石膏清内热治在阳明，白术利湿治在太阴，冯老将本方证归属太阳阳明太阴合病证，辨证要点为：周身浮肿、脉沉、恶风的越婢汤证，伴见小便不利或湿痹疼痛者。本方与前面所提到的桂枝芍药知母汤方证均治疗关节炎肿痛，区别在于本方证除疼痛外，其肿胀可表现为水肿，头面四肢皆可出现，而前方证多见四肢关节重着肿痛。故本方证常用于治疗各种急慢性风湿性关节炎，症见四肢关节肿胀、疼痛、小便不利、口舌干燥的太阳阳明太阴合病之痹证。本方加附子、茯苓治疗腰腿麻痹、下肢痿弱及关节疼痛兼有水气者。

【现代研究】陈淑欣等研究发现，越婢加术汤有对抗 Heymann 肾炎大鼠的高氮质血症、蛋白尿作用，其中越婢加术醇提中剂量组作用显著。刘文艳等通过对小鼠灌胃给药后出现的快速而剧烈的中毒反应的观察，考察越婢加术汤的临床安全性，经试验测得越婢加术汤最大给药量是 640g/kg，相当于临床成人一日剂量的 600 倍。越婢加术汤安全性好，毒性低。

7. 加减木防己汤

【出处】《温病条辨》。

【组成】木防己 15g，桂枝 15g，石膏 30g，滑石 10g，通草 6g，薏苡仁 50g。

【煎服法】水煎服。

【功效主治】清热利湿，通经活络。主治暑湿痹证，骨节疼痛。

【方解】方中生石膏清热为主，配以滑石、杏仁、木防己、通草等大量清利三焦湿热之药，佐以少量桂枝温通卫气，外散风邪。全方共奏清热利湿、行气活络、通痹止痛之功。

【名家论述】木防己汤方出自《金匮要略·痰饮咳嗽病篇》，用于治疗痰饮病，加减木防己汤方是叶天士及吴鞠通对其加以议论发挥而成。饮邪积结日久，气机不通，局部之阳气有余，"气有余便是火"（《丹溪心法》），当然此种郁热的本质是虚证，而不是实证，针对郁热选用石膏也极为巧妙。

【现代研究】现代研究发现，加减木防己汤对缺血性心力衰竭具有良好的干预作用，此作用可能与降低炎性因子和体液因子的表达，调控心肌肌浆网 Ca^{2+}-ATP 酶的表达有关，可提高 Ca^{2+} 的摄取，增强心室收缩功能。

8. 升降散

【出处】源于明代龚廷贤《万病回春》所载的内府仙方，后经清代陈良佐改分量、变服法，更名为赔赈散，再经杨璇二次改名为升降散。

【组成】僵蚕 6g，蝉蜕 3g，姜黄 9g，大黄 6g。

【煎服法】共研细末，和匀。根据病之轻重，分 2～4 次服，用黄酒、蜂蜜调匀冷服。中病即止。

【功效主治】升清降浊，散风清热。

【方解】升降散方中僵蚕味辛气薄，轻浮而升；蝉蜕气清肃，轻灵而升，二者皆升浮之品，纯走气分，升阳中之清阳。姜黄苦泄，理血中之气；大黄苦降，入血分上下通行，二者皆入血分，降阴中之浊阴。四药相合，辛开苦降，清升浊降，气畅血调。

【名家论述】《伤寒瘟疫条辨》中对升降散有较为详细的方解："是方以僵蚕为君，蝉蜕为臣，姜黄为佐，大黄为使，米酒为引，蜂蜜为导，六法俱备，而方乃成。""僵蚕味辛苦气薄，喜燥恶湿，得天地清化之气，轻浮而升阳中之阳……能辟一切怫郁之邪气。""蝉气寒无毒，味咸且甘，为清虚之品……姜黄气味辛苦，大寒无毒，蛮人生吠，喜其祛邪伐恶，行气散郁，能入心脾二经建功辟疫……大黄味苦，大寒无毒，上下通行。盖亢甚之阳，非此莫抑，苦能泻火，苦能补虚，一举而两得之。人但知建良将之大勋，而不有良相之德也……米酒性大热，味辛苦而甘……驱逐邪气，无处不到……和血养气，伐邪辟恶……蜂蜜甘平无毒，其性大凉，主治丹毒斑疹，腹内留热，呕吐便秘，欲其清热润燥，而自散温毒也……"

【现代研究】升降散联合尼莫地平、奥拉西坦、石杉碱甲治疗 VD 患者有较好的临床效果，能显著提高 VD 患者的认知功能、日常生活活动能力。升降散改善 VD 大鼠学习记忆和空间辨认的行为学能力可能与激活海马组织 Wnt 信号通路活性有关，可能与促进海马区的 VEGF 和 Nestin 表达有关。升降散加味可以通过抑制 p38MAPK 信号通路，降低脊髓中 TNF-α、IL-6mRNA 及蛋白的表达，起到明显缓解大鼠神经病理性疼痛的作用。升降散能减少肾炎大鼠尿蛋白排泄量，降低肾组织 NF-κB 表达，抑制肾小球系膜细胞与基质增生。

参考文献

[1]陈荣昌，孙桂波，张强，等.附子及其复方中药的药理作用研究进展[J].中草药，2014，45（6）：883-888.

[2] 孟彦彬，王文军，吴新辉.柴胡桂枝汤的免疫调节作用的实验研究 [J].陕西中医，2008，29（7）：917-918.

[3] 汪小莉，刘晓，夏春燕，等.防己黄芪汤药理作用及各单味药化学成分研究进展 [J].中草药，2016，47（19）：3527-3534.

[4] 陈淑欣，魏东华，刘秀芹，等.越婢加术汤对肾炎模型大鼠的药效学研究 [J].成都中医药大学学报，2011，34（3）：38-40.

[5] 刘文艳，韩健，梁丽梅，等.越婢加术汤的急性毒性实验 [J].中国老年学杂志，2013，33（6）：1330-1331.

[6] 许琳，龚一萍，唐海林，等.加减木防己汤对缺血性心力衰竭大鼠心肌肌浆网 Ca^{2+}-ATP 酶及心肌重构的影响 [J].中华中医药学刊，2015，33（9）：2220-2224.

[7] 史江峰.升降散治疗血管性痴呆的临床及实验研究 [D].南京：南京中医药大学，2017.

[8] 谌凌燕.升降散加味对神经病理性疼痛大鼠行为学和相关炎性介质的影响 [D].广州：广州中医药大学，2015.

[9] 史江峰，马健.升降散激活 Wnt 信号通路促进慢性脑缺血 VD 模型大鼠海马组织损伤修复 [J].中国实验方剂学杂志，2017，23（6）：161-168.

[10] 于俊生，王强，于惠青.升降散对系膜增生性肾小球肾炎大鼠肾组织 NF-κB 表达的影响 [J].中国实验方剂学杂志，2011，17（10）：190-193.

第七章

反应性关节炎的
护理与调摄

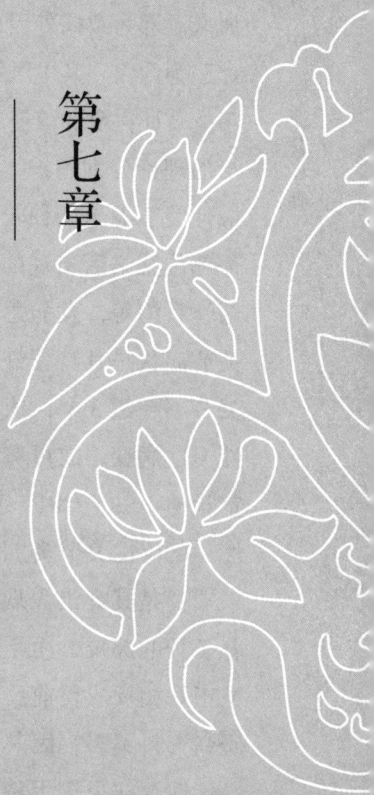

反应性关节炎在中医范畴里应归属于"痹病","热痹""肠痹"中均有相关描述，在《类证治裁》中有提及"初因寒湿风郁闭阴分，久则化热攻痛，至夜更剧"，《内经》中论及"风寒湿三气杂至，合而为痹"，认为风寒湿邪为致病外因，但更强调"邪之所凑，其气必虚"而突出以"正气虚"为内因。其中医辨证类型包括湿热熏蒸，流注关节证；寒湿化热，郁于关节证；余邪留连，阴虚燥热证等。在临床调摄与护理中，根据辨证论治的理论分别施护，方能取得更好的疗效与预后。就西医方面而言，反应性关节炎是一种较常见的血清阴性脊柱关节病，是一组继发于身体其他部位感染后出现的全身性无菌性炎性关节病，如尿道炎、宫颈炎、细菌性腹泻等，发病急，临床表现轻重不一。该病好发于青年男性，外周关节症状是其特征性表现，症见下肢不对称少关节受累的关节炎，一般关节不超过 3 个，依次以膝、踝、跖趾等关节多见；受累关节为非化脓性炎性病变，故可有关节肿胀，甚至大量积液，其压痛常不明显，实验室检查 ESR、CRP、WBC 升高，HLA-B27 多为阳性，ANA、RF 多为阴性。反应性关节炎的关节症状和所有的脊柱关节炎表现基本一致，肌腱末端炎是其突出表现，甚至是唯一表现，炎症病变典型的发生在肌腱附着于骨的部位，而不在滑膜，与炎症主要局限在滑膜组织的类风湿关节炎正好相反。目前反应性关节炎仍多以经验治疗为主，大样本的前瞻性研究资料不多，因其关节反应较之其余脊柱关节炎如强直性脊柱炎、青少年性脊柱炎等无特异，在关节护理调摄方面也基本与其余脊柱关节炎一致。

目前已知反应性关节炎除上述外周关节症状外，可引起各种临床症状，如感染后数周可出现发热、体重下降、倦怠无力、大汗出等全身症状；典型患者可在性接触或腹泻后发生无菌性尿道炎，多表现为尿频和尿道烧灼感，尿道口红肿，可见清亮的黏液样分泌物等，也可出现出血性膀胱炎或前列腺炎、漩涡状龟头炎等；部分患者可出现溢脓性皮肤角化症。另外，已明确的是，对性传播的反应性关节炎，用适当的抗生素治疗初发的尿道炎可减少随后发生关节炎的危险，患者的性伴侣也应同时进行治疗。1/3 的反应性关节炎患者可出现结膜炎，通常症状较轻，常在关节炎发作时出现，可以是单侧或双侧受累，伴有无菌性分泌物，多数可自发缓解，但很易复发，少数患者还可出现急性前色素膜炎，表现为眼睛疼痛、发红和畏光等不适。所以，在反应性关节炎积极治疗的同时更需要个体化的康复训练和护理等。

一、西医临床护理

反应性关节炎临床上较为少见，多数以经验性治疗为主，应针对疾病的特点进行辨证施护，除外一般常规护理外，着重突出对眼部、皮肤黏膜及受累的各大小关节进行护理。

1. 观察患者的病情

观察指标主要是以患者关节疼痛、肿胀和活动受限的情况为主，以及局部皮肤温度和体温的变化，另外需注意患者的关节外症状，如口腔黏膜溃疡、胃肠道反应、泌尿系统症状、眼部损害尤其是结膜损害、心脏受累等并发症的发生，并发症的出现往往提示病情加重。此外，患者心理状况的观察监测对于针对性地进行心理护理也十分重要，以便临床观察药物的疗效和不良反应，评估用药效果。

2. 一般护理

一般护理主要有消除和减少或避免发病诱因，改善患者居住生活环境，指导患者养成良好的生活习惯，防止感染。饮食方面注意卫生的同时，合理进行膳食搭配，补充含丰富优质蛋白质和维生素的饮食，保证营养的摄入，以清淡、易消化为主，忌辛辣刺激性食物，减轻胃肠道反应。本病一般起病较急，预后较好，经及时治疗，一般可完全恢复正常。进行健康管理宣教，使患者注意锻炼身体，增加机体抗病能力，不要过度疲劳、过度消耗，戒烟戒酒。早发现、早诊断、早治疗，使患者树立战胜疾病的信心，坚持治疗。

3. 关节护理

首先评估关节局部红肿情况及活动受限程度，以便及时判断病情的进展和治疗效果。卧床休息时保持关节功能位。指导患者关节局部热敷、按摩，以促进局部血液循环，减轻疼痛反应。鼓励患者在可以耐受的范围内积极进行主动或被动锻炼，以保持关节的活动功能，加强肌肉的力量和耐力，利于后期康复。

（1）保持适当的体位即关节功能位　①左右膝关节屈曲5°，并在腘窝部垫枕，每日6次移除腘窝部垫枕，防止因长期屈曲膝关节使腘绳肌发生挛缩，致膝关节发生屈曲挛缩；②当患者取仰卧时，两臂应离开躯干放置，可将全臂用枕垫起，不使后伸，置于外展45°，前屈30°，保持肩关节功能位；③建议患者使用硬板床，忌睡塌陷软床，以免髋关节发生病理性改变，使其前屈65°～70°，外展10°～20°。

（2）关节理疗　为使关节生理活动早日恢复，在药物治疗的基础上加用外治法，可进行超短波治疗。超短波对炎症过程的各个阶段都有良好的作用，尤其在小剂量超短波电场作用下，使炎症部位神经兴奋性下降，达到镇痛的作用，还对炎症组织有明显的脱水作用，可消除局部组织水肿，减少局部炎症渗出，有利于炎症消散。在操作过程中应注意：①除去患者身上佩戴的金属物品如手表、首饰等，治疗期间不能随意更改体位；②如感觉电极下有灼痛不适感，应及时关闭治疗机，以确保患者耐受范围与安全性的平衡；③敷贴部位如有汗液要及时擦干；④患肢部位如有近期内穿刺、皮肤局部破损、未愈合的外伤等禁忌证时，不宜进行超短波治疗。

（3）硫酸镁湿热敷　硫酸镁湿热敷可减轻关节肿胀程度，具体操作：用经50%硫酸镁浸湿的纱布外敷肿胀关节处，于硫酸镁纱布外覆盖治疗巾，将60℃左右的温热水袋放置于治疗巾上方进行湿热敷，以促进患者局部关节的血液循环，加快关节处肿胀的消退。

4. 早期眼部护理

（1）加强消毒与隔离，预防交叉感染　①日常生活用品如病床、面盆、毛巾等应专人使用，防止交叉感染。②滴眼药水前，必须洗净双手，防止感染。③起居处应保持良好的卫生情况，避免飞尘、蝇蟥，保证空气的流通。

（2）注意减少眼部刺激，给予早期热敷　①眼部分泌物应以棉签蘸取生理盐水溶液后擦除，忌不洁毛巾擦眼或揉搓双眼，避免加重眼部感染的发生。②保证光线，但应避免强光直射或长期处于强光处，加重眼部刺激而引发不适感。

5. 保护皮肤黏膜的完整性

反应性关节炎患者中有 60% ～ 80% 可出现皮肤黏膜病变，主要为溢脓性角化病的表现，好发于生殖器、上颚、咽部等处皮肤黏膜，故做好皮肤护理至关重要。具体方法：①保持口腔清洁卫生，每日早晚刷牙，每次饭后 3 分钟内用稀释的多贝氏液漱口，保护口腔黏膜；②衣裤穿着要宽松，贴身内衣裤应选用纯棉织物，避免直接接触化纤织物；③修平手足指 / 趾甲，告诫患者不用手搔抓，以防出现皮损；④出现皮肤黏膜斑疹可选用 3% 硼酸溶液湿敷，每日 2 次，忌用肥皂擦洗，以免导致破溃糜烂；⑤用碱化尿液的方法以减轻对尿道的刺激。

6. 发热护理

密切监控患者生命体征变化，监测体温变化情况，当患者腋下体温超过 38.5℃时，可先给予物理降温，使用冰枕于头部、腹股沟处冷敷，温水擦浴等，必要时给予药物降温，监测体温。当患者出汗较多时，应及时更换衣物，多饮水，积极补充液体，以防止体液丢失过多引起水、电解质紊乱。患者发热期间饮食宜清淡、易消化，以营养丰富、富含维生素的流质、半流质饮食为主，忌食辛辣，少食多餐。

7. 腹泻的护理

腹泻后机体容易出现水、电解质紊乱，在饮食上应根据脱水情况，给予清淡、富有营养的饮食，补充流质食物可防止患者脱水，适度口服补液盐，避免食生、冷、多纤维、刺激性强的食物，防止加重腹泻。腹泻患者应观察大便的颜色、性状，腹泻严重时注意有无低血钾、低血钙等并发症的发生，以及时纠正电解质紊乱。条件允许可留取粪标本送检，注意标本的留取。腹泻造成的排便次数增多会加大对臀部皮肤的刺激，故患者每次便后可用清水冲洗臀部、会阴，不要用碱性清洁剂，以免增加皮肤刺激性。

8. 尿道炎护理：保持会阴部清洁

每日用温开水清洗会阴部，及时清除会阴处的污垢、分泌物等，清洗后用呋喃西林液冲洗，男性可用清洁的小容器，倒入呋喃西林液，把龟头外翻后直接浸泡 10 分钟，待干后用莫匹罗星软膏涂抹于龟头红斑处，早晚各 1 次。叮嘱患者每日更换内裤，选择棉质内裤为佳，保持皮肤、床铺清洁、干燥，勤换洗被褥床单，以减少细菌感染的机会。鼓励患者多饮水，勤排尿，正确留取尿常规和尿细菌培养标本送检。有研究报道，龟头炎患者清洗后直接用呋喃西林原液浸泡，3 天后症状可见明显好转。

9. 用药护理

指导患者按照治疗计划定时定量服药，用药过程中密切观察药物的不良反应，如胃肠道反应、消化道出血、脱发、肺炎、转氨酶升高、肝纤维化、肾损害和血液毒性等。中药宜热服或温服，用药中不良反应一旦发生，应立即采取相应护理措施。非甾体消炎药种类很多，大多都安全有效，但是也有一些不良反应易引起胃肠功能紊乱、出血、耳鸣等；此外，还可引起水钠潴留，诱发和加重心力衰竭。开始用药后应定期监测血常规、肝肾功能等指标，发现不良反应及时调整用药。因此，在用非甾体抗炎药时，可同时给予质子泵抑制剂、米索前列醇、H 受体拮抗剂等预防消化性溃疡。给予糖皮质激素的同时应补充钙和维生素 D。有骨质疏松或骨折史的患者应接受抗骨吸收治疗，比如雌激素替代治疗，服用二磷酸盐药物。

10. 出院后指导

可指导患者严格按照剂量和时间服用药物，减量直至停用必须在医生指导下进行。指导患者继续服药治疗，加强营养，适度活动，注意休息，并定期门诊复查，每隔 2～3 个月化验血常规、血沉和 C 反应蛋白水平。督促并辅助患者进行功能锻炼，保证适当运动量。

二、中医康复护理

1. 生活起居护理

病室保持清洁干燥，阳光充足，空气流通，温湿度适宜，避免久居阴暗潮湿之地，衣着要注意防寒保暖，避免受凉诱发关节反应。被褥要干燥、轻暖，切勿在风口处睡卧（空调、电风扇、窗口），洗漱用温水。发热患者宜多饮温开水，忌汗出当风。

2. 情志调护

中医学认为人的精神活动包括"喜、怒、忧、思、悲、恐、惊"七情，七情也是致病因素。本病患者由于担心病情及康复情况、有无后遗症等容易出现紧张焦虑情绪，痹证病程长，反复发作，在病程中可导致患者产生抑郁、悲观的不良情绪，而不良情绪又可加重疼痛的程度。在日常康复过程，医生及家属应加强与患者的沟通交流，告知该病虽起病急但预后较好，并鼓励患者之间进行鼓舞、交流，以稳定患者的情绪；可多举一些治疗成功的案例，让患者提高治疗信心，增强对疼痛的耐受力并积极接收治疗。医务人员多鼓励患者进行自我心理状态调整，保持乐观的情绪；鼓励患者亲朋多关心、理解、照顾患者，使其树立信心，以利于机体的复健。

3. 饮食调护

痹证的中医证型有多种，临床可根据患者症状、体征进行个体化护理，如风寒湿痹者，可食用温热健脾、祛风除湿之品；行痹者，可多食豆豉、蚕蛹、荆芥粥等，忌生冷肥甘厚腻食品；痛痹者，可多食羊肉、猪肉、花椒、乌头粥等，忌生冷之物；着痹者，可多食薏苡仁、赤小豆、车前子等健脾祛湿之品；风湿热痹者，饮食宜清热疏利，可多食蔬菜、瓜果、果汁等，如丝瓜、西瓜、苋菜、绿豆汤、香蕉，忌大辛大热、发物、肥甘厚腻之味及烟酒，鼓励多饮水。

4. 用药护理

对患者进行管理，遵循早期、合理、规范、足量原则进行用药，不可随意减少药量甚至停药。嘱托患者避免同时服用2种或2种以上的同类药物，以尽量减低药物的毒副作用及不良反应。中药与西药联合应用治疗时，应错开半小时及以上以避免药物之间的相互作用。阿司匹林等消炎止痛药物宜饭后服用，强的松宜早餐后顿服，以减轻药物副作用，并发挥最大效力。中药方面风寒湿痹者，中药浓煎少量，饭后1小时热服，服药后食热粥、热饮可助药力；风湿热痹者中药宜稍凉服，服药后 2 小时忌食生冷、辛辣、油腻之品。

5. 熏蒸护理

熏蒸是治疗该病的一种特色中医疗法，治疗多采用一些温经散寒、活血化瘀、通络止痛的药物，如羌活、独活、防风、黄芩等煎水，浸洗患处。熏蒸时间以饭后为宜，每次熏蒸控制在 40 分钟左右，熏蒸温度不可过热，以免烫伤皮肤。熏蒸中毛孔开放，易受风邪，故治疗时宜处于温暖的室内，治疗后及时用毛巾擦干药液，同时多饮水补充水分。熏蒸时若发现头晕、心慌、乏力等虚脱症状时，应立即停止熏蒸，及时对症处理。

6. 针灸治疗

针灸疗法为重要的中医外治法之一，在治疗痹证方面有良好的效果，对于后期关节炎患者的康复方面起着不可取代的作用。治疗上，上肢多取后溪、合谷、曲池、尺泽、外关、肩贞、肩髃等；下肢取环跳、承扶、风市、血海、阳陵泉、膝眼、委中、三阴交、商丘、昆仑、太溪等；腰背部取大椎、肾俞、命门、腰阳关等。"实则泻之，虚则补之"，根据患者虚实情况选择补泻手法。此外，如关元、气海、神厥等处穴位具有强壮阳气、增强机体免疫及保健作用，临床上可辨证取穴。

7. 肢体康复功能锻炼

在急性期，患者应卧床休息，减少活动，避免加重不适，待病情缓解后再协助患者进行关节锻炼，恢复肌力。训练之前，先进行预备运动，或者配合局部热敷、按摩，按摩疼痛处（阿是穴）以刺激局部、疏通经络、活动关节、活血化瘀，增强机体免疫力，调节脏腑功能。开始进行康复功能锻炼时，逐渐增加关节活动范围，以稍微超过引起疼痛的幅度为限，时间宜选在下午进行。进行股四头肌功能锻炼、等长运动、等伸运动等增强肌力运动，可改善患者肌萎缩和肌力低下，提高关节活动作用。日常生活活动训练如洗脸、穿衣、饮食等，均宜由患者自己进行，以增加关节的协调性和灵活性。更应根据患者的兴趣和能力，选择如行走、慢跑、打太极拳等，可减轻关节疼痛和疲劳感，减少对药物的依赖，并且具有良好的心理治疗作用。具体康复锻炼的方式方法要因人而异，"三因制宜"，随时调整不良状态，防止加重炎症进展，以期达到最佳治疗效果。

三、中医辨证施护对策

（一）不同证型痹病的施护对策

反应性关节炎当属中医"痹病"范畴，其中医辨证类型主要包括湿热熏蒸，流注关节证；寒湿化热，郁于关节证；余邪留连，阴虚燥热证。中医治疗反应性关节炎以祛风除湿、活血止痛为主，而按证型分别进行辨证施护，对于肿胀、疼痛、活动不便等症状都有明显的改善。大多数反应性关节炎患者的预后较好，病程多在数周至数月，经及时的治疗，患者一般可以完全恢复。但是本病有复发的倾向，肠道、泌尿生殖道及呼吸道感染是复发的直接诱因，在中药治疗反应性关节炎的同时应及时去除诱因，改善患者自身调节能力。嘱患者进行适度锻炼，增强体质，可以更好地预防本病的复发。

1. 湿热熏蒸，流注关节证

本证主要发生于咽、泌尿系或胃肠道热病之后，膝、肩、肘、腕、踝关节红、肿、热、痛，活动障碍，可累及单一关节或多关节，舌红，苔黄腻，脉弦数。

治法：清热利湿，活血通络。

方药：三妙散合宣痹汤加减。

施护方法：①生活护理：注意保暖，少用冷水，勤加衣物，多晒太阳。②饮食护理：忌辛辣油腻、生冷，多食用姜、椒等温热性调料，以助热散寒。③用药护理：可用金银花藤煎水，常温湿敷，亦可常服枸杞子粥。

2. 寒湿化热，郁于关节证

本证膝、肘、腕、踝关节肿胀，灼热疼痛，屈伸艰难，喜温烫，日轻夜重，舌质稍红，苔腻微黄，脉滑数。

治法：温经散寒，除湿清热。

方药：桂枝芍药知母汤加减。

施护方法：①生活护理：居室宜温暖、干燥、阳光充足、避风；衣着应注意防寒保暖，勿在寒冷及阴雨潮湿天气到室外活动。②饮食护理：宜食温性食品，忌进食油腻、生冷及甜食，可食米面粗粮、新鲜水果蔬菜，如小米、高粱米、冬瓜、丝瓜、西红柿、排骨、瘦肉、蛋类等。③用药护理：中药宜热服或温服，并应严密观察服药后的反应。同时可加用三妙散（《医学正传》，由苍术、黄柏、牛膝以3：2：1比例研末，面糊为丸，开水送服，具有清热燥湿之功）。药酒对治疗风寒湿痹有显著疗效，常用药酒有木瓜酒、五加皮酒、蛇酒等，可根据病情适当选用。

3. 余邪留连，阴虚烙热证

本证关节疼痛势缓，红肿不明显，捂之不热，屈伸不利或四肢酸软无力，伴咽干虚烦，潮热，耳鸣，舌红少苔，脉弦细无力。

治法：清热通络，疏利关节。

方药：滋阴清热通络汤加减。

施护方法：①生活护理：居室宜清爽，多汗时及时换洗衣服，不宜直接吹风。②饮食护理：宜以清热疏利食品为主，如绿豆、冬瓜、苋菜等，忌食辛辣油腻食品。③用药护理：可用金钱草、车前子、木通各20g，水煎至2000mL，外洗患处。

（二）不同种类痹病的施护对策

1. 行痹

肢体关节屈伸不利、走窜疼痛、酸无定处或兼有恶寒发热，舌苔黄腻，脉浮。

施护原则：驱寒利湿，祛风通脉。

护理对策：以防风汤为主方药进行加减，药引可为黄酒，温服。叮嘱患者一定要注意避风、避潮，注意观察疼痛的部位、程度、性质等与气候变化是否有一定的关系，并做好保暖工作，可以加用护套等。局部关节剧烈疼痛的患者可遵医嘱口服止痛片，或给予热敷、红外线照射、针灸等。饮食宜温热，忌肥腻、生冷等，可多食荆芥粥、阿胶、桑椹等。

2. 痛痹

遍身或局部关节屈伸不利，关节疼痛剧烈，痛有定处，遇冷痛剧，得热稍缓，局部痛处触之不温，舌苔薄白，脉弦紧。

施护原则：祛风除湿，温经散寒。

护理对策：以乌头汤为主方药进行加减，可加黄酒以温经通络，宜温服。嘱患者平时一定要做好防寒保暖工作，注意根据气候变化适时增减衣物。局部疼痛严重的患者，可配合热敷、理疗、针灸及贴麝香止痛膏等。饮食宜温热，忌生冷，可多食羊肉、狗肉、乌头粥等。

3. 着痹

关节酸痛、肿胀、痛有定处，手足沉重，活动不便，遇阴雨风冷天气可使其发作，脉濡缓，舌苔白腻。

施护原则：通络利湿，祛风散寒。

护理对策：以薏苡仁汤为主方药进行加减，宜温服。嘱患者平时注意避免淋雨受湿或吹风受寒，做好局部保暖。对于疼痛严重者可给予口服止痛药物，再配合针刺合谷、足三里、阳陵泉等穴位，以及拔罐、隔姜灸、艾灸等以祛风散寒。饮食忌生冷，可多食用薏仁米、赤小豆、车前子等。

四、给药护理

1. 药物煎煮

《本草纲目》有记载"凡煎药者忌铜铁器，宜用银器、瓦罐……令小心看守，须识火候，不可太过不及"，这说明了掌握煎煮法的重要性。治疗痹证的方药以 1 剂煎 2 次，选用陶瓷罐，第 1 次煎药时加水至没过药物表面 3～5cm 为度，浸渍 1 小时，以使药物的有效成分更易于煎出，然后根据药物的性能，采用不用的煎煮时间、火力和先煎后下法，如川乌、草乌应先用急火煎沸，转文火煮 1 小时，然后加入其他药物煎沸，再文火煮 40 分钟即可滤取药液存放于保温瓶内，如有生姜、肉桂则应后下；其后将滤剩的药渣进行第 2 次煎煮，加水至药渣表面为宜，煎煮 25 分钟即可滤取药液，合并第 1 次煎药液，存放于保温瓶内，以供分次内服。这样使每次内服的药液成分基本相同，可增强疗效。

2. 给药后的观察与护理

给药后宜卧床休息，加盖衣被，避免直接吹风。给药期间必须注意饮食调护，宜搭配清淡、富有营养的新鲜蔬菜，禁食生冷瓜果、荤腥油腻、酸性食物，以免积湿生热成痰而加重病情。同时应注意观察药后出汗和关节疼痛情况，若用川乌、草乌者，服药后要加强巡视，密切观察患者的神志变化，有无口、唇、舌、肢体麻木、抽搐及心律失常等中毒症状；如出现中毒症状者，应立即停药，针刺内关，并用绿豆 60g、金银花 30g、生甘草 10g 煎服解毒，严重者配合医生采取中西医结合抢救治疗。

给药护理是中医临床护理工作中的重要内容之一，是中医治疗病证的关键环节。中药煎煮前将药物浸渍 1 小时，根据药物的性能选择煎煮时间的长短、火力的急缓及先煎后下的方法，可使药物的有效成分易于煎出，从而保证中药治疗的效果。而合并二煎药液，于早、晚饭后温服，使每次口服的药液成分基本相同，服后药尽其能，奏效快。给药后根据寒者热护的原则加盖被服和进行饮食调配，观察药物疗效、毒副反应，为了解动态病情、进一步掌握临床资料打下基础。因此，给药护理的重视与否将直接影响着医疗质量。

五、反应性关节炎的调摄

1. 防范风寒湿邪

风寒湿邪是诱发反应性关节炎的重要因素，防范风寒湿邪对于关节炎的康复极其关键。但具体到每个患者身上，应因人而异，辨证论治，重点区分以哪项邪气致病为主，主要侵袭部位是在筋，在脉，还是在骨，然后有的放矢，给予相应的治疗方法。本病多为正虚，凡病邪作祟，多为虚者受之，故炎热之天切不可汗出当风，更不可睡于风口，虚邪贼风受之则加重病情；不可卧于地上，寒湿伏于地，卧榻于地上可诱发、加重关节炎；冬季气候寒湿，应注重保暖防寒，尤其是关节的保暖，对于降低关节炎发作频率有着不可小觑的作用。《内经》有记载"虚邪贼风避之有时"，顺应季节、气候，阴阳调和，阴平阳秘，避免可能受邪的途径，可减少外邪的侵袭，截其来路是预防本病的良策。

对于风寒湿痹证患者，治以散风、除湿、舒筋活络为主，随其寒湿而行祛寒、除湿。对伴有气血损伤、脏腑亏虚的患者，应配合补益之法。同时指导患者养成合理的作息、日常生活习惯，随时注意气候变化，并及时采取有效的防寒、除湿、保暖对策。此外，风寒湿痹证患者因肢体活动障碍或疼痛反复而给生活带来种种不便，有的患者可能经过一段时间的治疗后效果并不明显，甚至出现关节畸形，一时无法接受，从而对之前的治疗产生怀疑，表现为易怒，对身边的人、事都不满，产生抵触情绪，拒绝配合治疗。此时，应以平和的态度、通俗易懂的语言向患者讲解有关疾病的病因、发展及预后等。对于患者在病情尚未得到很好控制时产生的急躁情绪，应加以宽慰，及时消除患者的不良情绪。根据患者心理状态的变化及时进行疏导，可以向其介绍一些成功病例，使其重拾治疗的信心。同时，积极与其进行沟通，了解其具体的思想包袱，帮助其疏通思想障碍，排解所面临的问题。有些患者可能因为生活自理能力的下降，社交活动也逐渐减少，随之社会关系也发生了变化，造成自身价值的缺失，加之长期治疗中家属对患者的鼓励、耐心呵护及心理疏导的弱化，使得患者情绪障碍进一步加重，尤其是一些中年女性患者，由于无法面对失去生活能力的事实，而承受巨大心理压力，甚至自暴自弃，出现自杀倾向。对有自杀倾向的患者，应密切关注，积极给予热情帮助，及时与家属进行沟通，取得家属的配合，最大限度满足患者需求，警惕患者的一些言行，避免在患者面前使用刺激性言语，并叮嘱家属患者应有专人陪护，如有必要应及时请心理医师进行干预。

2. 保持精神愉快和情绪乐观

五志过极，内伤情志，对于疾病的康复起反向作用。患者苦于疾病缠绵，反复发作，加之久病体虚，情志不遂，不利于本病后期的康复工作进行。保持良好的精神状态，对本病治疗及后续的康复有着积极的影响。

3. 适度锻炼

适度的锻炼可提高人体自身的抗病能力，有助于全身气血运行流畅，

"通则不痛，荣则不痛"，气血输布运行通畅，营卫调和，体内阴阳平衡，有利于巩固疗效。适度的锻炼调动周身气血运行，而久卧或过度运动则悖之，凡事过犹不及。

4. 有病早医

病势初起，病势轻浅，病位局限，阴阳、气血尚和，治疗的难度较小，治尚易；但凡久病缠绵，病势深重，疾病由浅至深，虚实夹杂，气血阴阳逆乱，病机繁复，疾病难治愈，预后差。"未病先防，既病防变"学说对于疾病前期的防治起着指引作用。

综上所述，痹证发作时应从生活、心理、服药、肢体功能锻炼等方面对不同证型的患者进行辨证护理，不仅让患者能从思想上正确认识疾病，而且相应的护理对策更有利于改善患者的临床症状，促进反应性关节炎的全面康复。

参考文献

[1] 韩惠敏，卓马才旦.医药浴治疗类风湿关节炎患者的辨证施护 [J].护理学杂志，2007，22（19）：327.

[2] 沈国伟.类风湿性关节炎的中药外洗疗效观察 [J].天津中医药，2003，20（1）：81.

[3] 池田真他.反应性关节炎 [J].日本医学介绍，2000，21（2）：84-85.

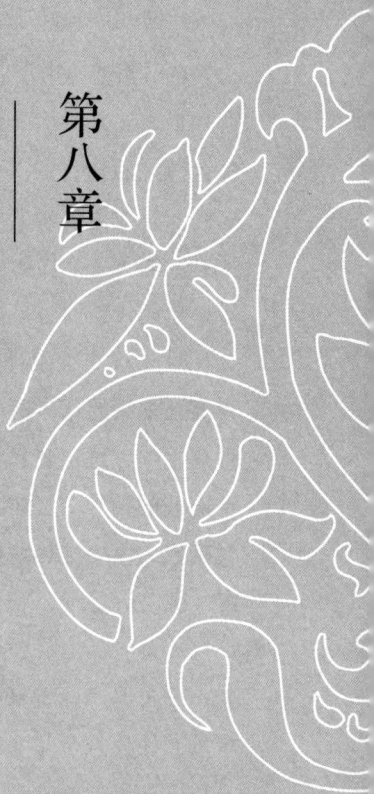

第八章

医案医话

第一节　古代医家医案医话

反应性关节炎（reactive arthritis，RA）是 1969 年由 Ahvonen 提出的概念。1981 年，美国风湿病学会提出的反应性关节炎的定义是伴随尿道炎、宫颈炎之后，持续 1 个月以上的关节炎。西医学认为，本病是继关节以外病灶感染后出现的关节非化脓性炎症。从出现关节病变这一临床阶段看，本病与其他关节病变类似，属于中医学"痹病"范畴；但从其整个病理过程看，本病又有其独特的病因病机特点。

1. 明代新安医家孙一奎治疗痹病

明代新安医家孙一奎（1522—1619，字文垣，号东宿，别号生生子）为温补学派的代表医家，孙氏的思想与汪石山、黄古谭一脉相承，更承朱丹溪之学，融汇各家学说，其临床经验丰富，对多种疾病常有独到见解，在痹病的治疗方面亦独具特色，尤擅用丹溪四妙散（苍术、黄柏、牛膝、薏苡仁）治疗湿热痹病，对今日之临床仍有很大参考价值。现择其治痹医案一则以析之。

沈大官，左膝肿痛，不能起止者年半，大便泻，一日三次。诊其脉弦紧……用苍术、黄柏、薏苡仁为君，泽泻、猪苓、五加皮为臣，炙甘草、防风、桂枝为佐，木通为使，四帖痛减肿消，泄泻亦止。改用苍术、苍耳子、五加皮、薏苡仁、当归、枸杞子、杜仲、丹参、黄柏、乌药叶，酒糊为丸，调理月余，步履如故。（《孙文垣医案·一卷·沈大官左膝肿痛不能起止》）

按语：孙一奎认为该患者病机为"脾虚有湿热凝于经络，流于下部"。用四妙散中苍术、黄柏、薏苡仁三味为君以清热祛湿，臣以利湿药泽泻、猪苓、五加皮，利尿止泻，佐以健脾、升散、温通之品扶养正气。痛减肿消泻止后，继用苍术、黄柏、薏苡仁、五加皮清热燥湿利水，辅以乌药叶、苍耳子祛风散寒、除湿止痛，更加入养血活血之当归、枸杞子、丹参使血行风自灭，温补肝肾、强壮筋骨之杜仲以温补固本，用酒糊丸，意在温通经络血脉，以期缓治调理。复诊处方既有丹溪治湿之法，又有孙一奎善于培补、注重扶正之风。对于证属湿热者，常学习丹溪之用药思路。结合本人的临床经验和患者具体情况，故此医案的组方中既有苦寒之品清热祛湿，又有温补之物培补正气，寒热并进，补泻兼施，相得益彰。

2. 清代婺源余先生治疗痹病

余国佩，字振行，清代徽州婺源县人。中年弃儒习医，名噪于时。其一生著作颇丰，如《婺源余先生医案》《燥湿论》《医理》。创万病之源，提出"燥湿为本"说，擅治内、外、妇、儿等多种疾病，认为"万病之源无非燥湿为本"。其中《婺源余先生医案》载案虽数十，用药却不过百味余，痹病虽仅 2 则，但其颇有余氏关于痹病的独特见解。

吕女，身痛发热，前医以寒湿成痹法治，羌活、桂枝等，一派辛温发散，遂致痛剧，不能辗转，右手臂肿痛，较不能举。诊脉数大、左目微赤、口干，不寐，不食，知其灼热，伤金清肃失司，一身机关全壅，膀胱湿郁不化，小便短赤。今春时症极多，大多如此，更有泄泻者或咳嗽呕恶，先必一身倦怠，由渐而深，先有汗不解，次渐无汗，甚至经日不能得汗，均由严冬，久经多雪，火为寒郁，故一时难以化热，具病势缓。今湿遏难化，两相格拒，上下不和，治最不易，此症已经化热，可用清解。南沙参、薏苡仁，滑石，瓜蒌皮，薤白，知母，姜木通，芥末，芦根，梨汁。

按语：本案患者发热一身尽痛，时医误"风寒湿三气杂至，合而为痹"，治以祛风散寒除湿之法，药以辛温发散之羌活、桂枝等。然余氏治痹，尤强调肺脏在痹病中的作用，擅长清金化湿养阴之法。余氏认为本病阳为湿遏不能外达下行，火为严寒所郁，凛凛畏寒，投以温散，药不对症，故致疼痛加剧，右手臂尤重。余氏诊之，脉数大，湿已化热，口干不寐等乃一派邪热伤津之象，肺主气，为五脏六腑之华盖，主通调水道，下输膀胱，为水上之源。肺气郁闭，不能宣降，失其清肃之职，故一身气机不畅，痹阻一身痛极，又肺主皮毛，故痛剧不能辗转，水道不通致膀胱湿郁不化，小便短赤。肺气不利，则咳嗽呕恶，肺与大肠相表里，水道失职则泄泻。余氏拟甘苦寒淡，佐以苦辛之法，寒能清热，淡能利湿，甘能补益，苦能燥湿，辛能行能散。然"邪之所凑，其气必虚"，必佐养营以防"邪去正空"，故加南沙参、知母清热养阴助胃，南沙参养阴之外亦能清肺化痰益气，共为君药。薏苡仁甘淡利水渗湿泄肺热；姜木通清热利尿通经，滑石性滑利清热祛湿，兼能利尿，正对小便短赤之症，意在"在里之湿宜利下之，从小便去"；余氏最喜芦根，其味甘淡，言其"色白体轻中空，外达肌表，内通脏腑"，其性寒以清肺热，其形中空理肺气，而又味甘多液，更善滋养肺阴，渗湿行水，与薏苡仁、姜木通、滑石合用，去湿热共为臣药。佐以瓜蒌皮清肺化痰、宽胸利气导痰下行，薤白苦辛之品，能通能降，行气导滞，可开湿邪之壅滞，与瓜蒌皮共主滑利通气而止痛；芥末利气机、通经络，辛润行水去湿以外达。梨汁润肺清燥，止咳化痰，为调和之用。全方共奏清肺热、利水湿、养阴生津、理气止痛之功。

参考文献：

[1] 陆乐，蔡辉. 从毒邪论治反应性关节炎 [J]. 中医学报，2017，32（3）：402-404.

[2] 孙一奎. 孙文垣医案 [M]. 许霞，张玉才，校注. 北京：中国中医药出版社，2009.

[3] 郭锦晨，刘健，汪元. 从《婺源余先生医案》浅析余国珮治痹思路与特色 [J]. 江西中医药大学学报，2016，28（2）：13-14.

第二节　现代名家医案医话

1. 伍九龙运用针灸联合走罐治疗反应性关节炎

崔某，男，31岁。2013年11月16日初诊。

主诉：右膝肿痛不可伸屈2周。

患者1个月前因进食海鲜而致吐泻，当时诊断为"急性胃肠炎"，对症处理后好转。期间出现腰骶部及右膝肿胀疼痛，根据检验检查，诊断为"反应性关节炎"，治疗后未见好转。辰下症：精神欠佳，少气懒言，面色萎黄，身体困重，右膝关节不可屈伸，无法独立行走，右手拄拐。查体：舌质淡，苔白腻，脉濡缓。右膝髌周肿胀，肤温较低，右侧犊鼻、阴陵泉和梁丘穴压痛明显，右侧脾俞、胃俞和大肠俞（偏内侧 0.5 寸）有明显压痛并有条索状结节。辅检：抽血示：WBC 15.09×10^9/L；ESR 85.00mm/h；CRP 143.00mg/L；HLA-B27（＋）。MRI 示：右膝关节积液，右膝后方软组织水肿；右侧骶髂关节炎。

诊断：中医：痹症（着痹）；西医：反应性关节炎。

治法及诊疗过程：治以针灸联合走罐治疗。患者取俯卧位，暴露背部，涂抹适量润滑剂，选中号玻璃罐，分别沿督脉和膀胱经走罐20次（1个来回为1次），吸拔松紧度以患者舒适为宜。结束后选用直径 0.30mm、长 25～40mm 毫针，快速刺入右侧脾俞、胃俞和大肠俞，均匀捻转，平补平泻，得气后留针30分钟，每隔10分钟行针1次。走罐1周1次，针刺隔日1次。治疗1次后，腰骶部疼痛明显减轻，膝痛稍减，肿胀依旧。治疗4次后（共2次走罐和4次针刺），身体困重感得消，腰骶部症状全无，膝痛明显减轻，肿胀得缓。治疗8次后（共3次走罐和8次针刺），精神大振，面色红润有光泽，膝关节肿胀疼痛全消，右膝屈伸自如。

按语： 伍九龙受《素问·骨空论》"膝痛不可屈伸，治其背内"影响，以督脉及膀胱经行走罐治疗，刺激人机体阳气，温化寒湿之邪。且因关节疼痛为急性胃肠炎引起，结合其压痛点，以相关俞穴（脾俞、胃俞、大肠俞）为针刺点，使关节得利。几个疗程之后，疼痛渐去。

2.刘书珍应用清热解毒方治疗赖特综合征

王某，男，33岁，银行职工。2012年7月9日初诊。

主诉：右膝及双踝关节肿痛2年余。

患者2年前反复出现右膝及双踝关节肿痛，期间阴囊出现广泛性皮疹水泡，伴有尿频、尿急、尿痛。时有眼睛疼痛羞明、白睛红赤作痒。曾于多家医院治疗，诊断为赖特综合征，间断西药治疗，症状略有好转，但停药后病情反复。查体：右眼结膜充血水肿，阴囊潮红，布满皮疹、水泡、糜烂及结痂，龟头后下方糜烂约 0.6cm²。右膝及双踝关节肿胀，运动受限，右膝浮髌试验（＋）。舌红苔黄腻，脉滑数。辅检：ESR 38mm/h；尿常规（－）；抗核抗体、抗链球菌溶血素"O"及类风湿因子均（－）；双侧骶髂关节 CT 未见异常。

诊断：中医：类狐惑病（湿热内蕴，郁久化毒，邪犯肝经）；西医：赖特综合征。

治法：清热利湿，凉血解毒，化湿通络。

方药：茵陈蒿汤合白头翁汤化裁。茵陈 30g，大黄 9g，栀子 9g，白头翁 12g，黄连 9g，黄柏 9g，秦皮 9g，夏枯草 12g，龙胆草 9g，甘草 6g，土茯苓 15g，海桐皮 15g，防己 12g，虎杖 12g。14 剂，水煎服，1 剂/日。

7 月 23 日二诊：关节肿痛明显减轻，活动度增加，眼部症状消失，会阴部表现减轻。续前方，加苦参 12g，继服 14 剂。

8 月 6 日三诊：症状、体征全部消失。随访 6 个月未复发。

按语：刘书珍认为赖特综合征的临床症状（关节炎、结膜炎、尿道炎）与中医狐惑病（咽喉、口腔、眼、外阴溃烂）相类似，因此称它为"类狐惑病"。刘书珍认为其为感受疫邪，入里化毒，侵犯肝经，使肝经循行之处红肿疼痛、溃烂，因而运用清热解毒之经方治疗类狐惑病。刘书珍选用茵陈蒿汤合白头翁汤化裁治疗类狐惑病，两者均为仲景清热解毒之经方，更是加入夏枯草、龙胆草等清肝经实火、利湿祛毒通络的药物，故令病情愈而不复发。

3. 王志红运用荆芥连翘汤治疗反应性关节炎

患者，女，阿曼女性（西亚人），45 岁。2010 年 10 月 5 日初诊。

主诉：右膝关节疼痛肿胀 3 天。

患者 3 天前感冒后出现右膝关节疼痛肿胀，活动明显受限，纳寐可，大便干，小便可，无异常汗出。查体：舌质红苔白略黄，脉弦略滑，形体壮实，面颧红，咽红，未见扁桃体肿大，右膝关节滑囊弥漫性红肿，压痛，浮髌实验（＋），右膝关节因肿胀而活动范围受限 0-30-110（被动检查），肌力和腱反射可引出，左膝关节正常。辅检：X线片示关节囊肿胀，骨质增生。

诊断：中医：膝痹（热痹）；西医：右膝反应性关节炎。

治法：清热解毒，化瘀通滞。

方药：荆芥连翘汤化裁。荆芥10g，连翘20g，柴胡10g，甘草6g，桔梗6g，白芷10g，薄荷6g，黄连10g，黄柏10g，山栀10g，熟地黄15g，当归10g，川芎10g，赤芍10g，黄芩10g，桑枝10g，独活10g。每日1剂，加水300mL冲服，分2次口服，共7剂。

10月9日二诊：右膝关节红肿疼痛消失。

按语：本例患者外感刚愈，外邪未尽祛，摄生不慎，外邪入里化热，邪气瘀阻筋脉、关节，致使右膝关节肿胀疼痛。病机为热邪内蕴、气滞血瘀，故治以清热解毒、化瘀通滞，拟荆芥连翘汤化裁。诊病之时，王志红更是考虑到病患体质因素，因患者常年生活于热带沙漠地区，且该地区畜牧业发达，饮食以肉类为主，故体质偏热，在原方的基础上加用黄柏、黄连等一派凉药，使清热解毒之力更甚。诸药共用，遂红肿痛自消。

4. 汪玲运用活血化瘀、补益肝肾法治疗赖特综合征

严某，男，46岁，工人。1999年2月1日初诊。

主诉：腰背、关节疼痛，伴发热半月余。

患者半月前出现发热，当即测体温达39℃，伴腹泻，腰背及关节疼痛，眼结膜充血，尿灼痛。院外静滴青霉素1周，体温降至正常，但关节疼痛加重，以腰、肩、肘、膝及趾关节为甚，呈游走性，局部红肿，关节活动受限，且仍有眼结膜轻度充血、畏光，尿灼痛，口干喜热饮，大便干结。收住入院治疗。查体：T：36.4℃，球结膜充血，第3-5腰椎压痛明显，右肩关节、左肘关节、左脚第4趾关节红肿、触痛、关节变形，局部皮肤有轻度灼热感，舌微红、苔白、脉数。辅检：血沉115mm/h，白细胞8.0×10^9/L，中性79%，血小板400×10^9/L；类风湿因子（-）；尿液：红细胞（+），酮体（+-），蛋白质（+-），红细胞3～5/HP，脓白细胞5～8/HP；中段尿培养（-）；免疫学检查：抗SSA（+）。X线腰椎侧位片示：腰4、

5 椎体增生。

诊断：中医：痹症（热痹）；西医：Rieter 综合征。

治法：祛风通络，除湿止痛。

方药：独活寄生汤加减。羌活、独活、桑寄生、薏苡仁、伸筋草、寻骨风、续断各 10g，秦艽、乌梢蛇各 12g，狗脊、木瓜、延胡索、海桐皮各 15g，忍冬藤、鸡血藤各 20g。每日 1 剂，水煎分 2 次早晚服。

3 月 1 日二诊：病情不稳定，关节疼痛时轻时重，肿胀处皮肤颜色变暗红，关节变形，以左肘为甚，舌红苔白，脉数。治以活血化瘀、祛风通络、补益肝肾为法。

处方：防风 20g，麻黄 6g，羌活、独活各 20g，秦艽 10g，乌梢蛇 12g，杜仲 10g，牛膝 15g，桑寄生 20g，川芎 10g，肉桂 5g，茯苓 10g，延胡索 25g，寻骨风 10g，丹参 30g，白术 25g，炙黄芪 30g，生大黄 18g。每日 1 剂，水煎服。

3 月 20 日三诊：关节疼痛明显缓解，肿胀减轻，关节活动逐渐恢复。复查指标均较前好转。

后续诊疗：出院后，仍治以活血通络、补益肝肾为法，处方：防风、乌梢蛇、寻骨风、威灵仙各 10g，续断、杜仲、牛膝、桑寄生 15g，丹参 30g，当归、川芎各 10g，桂枝 6g，熟大黄 15g。水煎服，每日 1 剂。门诊治疗 2 个月后，复查血液、尿液均正常，血沉 23mm/h，病情完全缓解。后随访 3 个月，患者不适症状未再发作。

按语：《内经》中记载"风寒湿三气杂至，合而为痹"，明确指出痹症的外在因素。汪玲认为本例并非风邪致痹，而是风、寒、湿三邪侵犯机体，致使营卫不和，久而肾精、肝血、脾气亏损，不足以滋养关节而起病。因此起初治法并不确切，正确辨证后加予补益肝肾、活血通络之方药。治疗过程中，陆续以羌活、独活、薏苡仁、茯苓、桂枝祛除风、寒、湿三邪，以秦艽、伸筋草、鸡血藤等通经活络，以乌梢蛇搜风剔络，以黄芪、丹参、当归等益气活血，狗脊、续断、桑寄生、牛膝等补益肝肾。对症治疗后患者病情逐渐缓解。

5. 王俊霞治疗赖特综合征合并溢脓性皮肤角化病

郭某，女，31 岁。1995 年 2 月 7 日初诊。

主诉：全身关节疼痛、畸形 1 年余。

患者 1 年余前出现左膝、踝关节红肿热痛，确诊为"风湿性关节炎"，经过抗风湿、抗炎、激素治疗后症状反复，期间头额、臀部出现 4cm×4cm 大小的红斑，伴瘙痒，后于北京某医院诊断为"赖特综合征合并溢脓性皮肤角化病"。经数月中西医结合治疗，未愈。辰下症：全身肌肉萎缩，瘫痪在床，躺在床上不能翻身，肘膝关节、指（趾）关节呈畸形状，且全身大小关节伴有疼痛。查体：贫血貌，质硬、压之不痛的结节，表面破溃、流黄水，发痒，指（趾）甲周围溢脓、流黄水，伴有阴道分泌物增多，流黄色的白带，尿频色黄，大便稀溏不消化，1 日 2～3 次。纳差，只能进流食。体温 38～39℃。舌红无苔，脉细数无力。

诊断：中医：痹症（热痹）；西医：赖特综合征合并溢脓性皮肤角化病。

治法：补益气血，健脾益肾，清热解毒。

方药：通络祛风汤化裁。补骨脂、枸杞子、太子参、菟丝子、黄芪各 15g，鹿角霜 6g，麦冬、地骨皮各 15g，玄参 10g，白术 20g，茯苓 15g，砂仁、陈皮、当归、白芍、赤芍、羌活、独活、黄柏各 10g，杜仲 15g，桂枝、秦艽 10g。失眠加炒枣仁 20g，五味子 10g。

2 月 17 日二诊：续前方，食欲有所增加，改为普食，体温降至 36.5℃，二便调。

2 月 27 日三诊：续前方，全身硬结节不流黄水，指（趾）甲周围不溢脓。

3 月 10 日四诊：续前方，全身关节疼痛明显减轻，虽不能翻身，但上下肢可以活动，角化灰褐色死皮脱落。

3 月 20 日五诊：续前方，结节局部皮肤色素沉着，能在床上活动，翻身自如，关节红肿痛消失。后随访 2 年余，未见复发。

按语：王俊霞认为本病患为外感风湿，入里化热，久而成毒，侵犯机体脏腑经络，致使气血耗散，无以滋养肌肉、筋骨，且热毒侵蚀关节，内陷使阳毒转阴毒,故成本证。王俊霞认为本病例应遵循扶正原则,因此方拟通络祛风汤化裁以兼顾后天、先天之本。续服 40 剂后,症状自祛,未再复发。

6. 胡晓峰运用中医辨证施治治愈痢疾患者出现的赖特综合征

锡父长,男,20 岁,湖南籍,军人。1962 年 6 月 2 日初诊。

主诉:下痢黏液脓血便。

每日下痢黏液脓血 10 余次,伴腹痛,里急后重,下午低热,呕恶、纳呆,尿频,每昼夜排尿十数次,排尿时尿道刺痛,尿急,两目发赤。后全身多关节肿胀疼痛。西药治疗 19 天后,症状未见改善。体温:37.4 ~ 39.8℃,不规则发热,口渴思饮,脉滑数,不思饮食。查体:两眼结膜充血,左下腹部压痛,上述各关节轻度肿大,并有压痛。辅检:血沉 124mm/h。X 线检查:膝关节骨质正常,关节囊显示不清。乙状结肠镜检:深度 24cm 以下可见弥漫性黏膜充血水肿糜烂,并有广泛性散在溃疡,有出血现象。

诊断:中医:①湿热痢;②痹症(热痹)。西医:①痢疾;②赖特综合征。

治法:清热利湿,疏风活血通络。

方药:苍术黄柏汤化裁。苍术、黄柏、赤芍、木瓜、防己、香附、草薢、威灵仙、知母、木通、石膏、生地黄、牛膝。

6 月 5 日二诊:续前方,体温稍降。

6 月 8 日三诊:续前方,体温降至正常,关节疼痛大减,食欲好转,血沉下降至 50mm/h。

6 月 11 日四诊:续前方,去石膏,再服用 18 剂后,关节炎症全消,脉滑缓,大便调,大便培养镜检阴性,肠腔溃疡尚未完全痊愈。随访 7 个月,关节疼痛未复发,肠道溃疡逐渐愈合。

按语:胡晓峰认为,本病为外邪侵犯肠道,导致泄下脓血便,痢疾未愈,余邪停留体内,留滞关节,致使机体多关节肿胀疼痛。故拟苍术黄柏汤化裁,加以赤芍、木瓜、防己、香附、草薢、威灵仙、知母、木通、牛膝加强祛湿热、活血脉、通经络之功效。准确的中医辨证施治才是疾病治愈的根本。

参考文献

[1] 武九龙，张建斌.针刺联合走罐治疗反应性关节炎1例——兼谈"膝痛不可屈伸治其背内"[J].江苏中医药，2015，47（9）：48-49.

[2] 汤卫华，李冬莲，项淑英，等.应用清热解毒之经方治疗风湿病验案撷拾[J].中医临床研究，2014，6（17）：125-126.

[3] 王志红，王红.荆芥连翘汤治疗反应性关节炎1例报告[J].中国中医骨伤科杂志，2011，19（10）：30.

[4] 汪玲.Reiter综合征病案[J].中医杂志，2000，41（6）：363.

[5] 王俊霞，许宝柱.中药治疗一例瑞特综合征析义[J].辽宁中医杂志，1998，25（9）：38.

[6] 胡晓峰，赵庆林.中医辨证施治治愈雷斗（Reiter）氏综合征一例[J].广东医学，1963（2）：23.

第九章

临床与实验研究

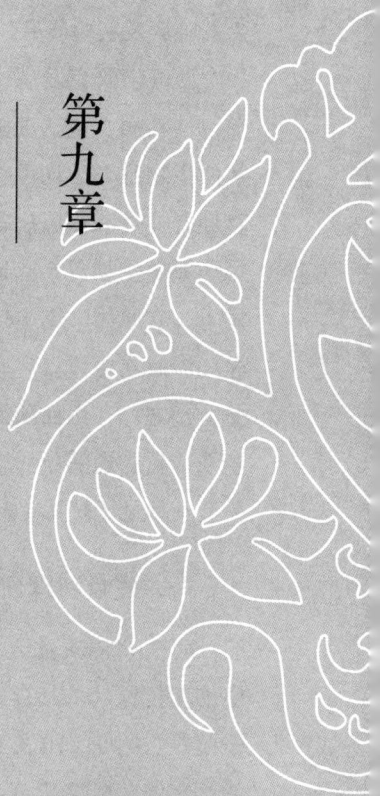

反应性关节炎（reactive arthritis，ReA）是一种继发于身体特定部位（如肠道、泌尿生殖道等）感染后出现的一种 T 细胞依赖性无菌炎性关节病变。ReA 不仅累及关节，还可伴随一系列关节外表现。随着人们对本病深入的临床及实验研究，其发病机制、生理病理表现及治疗等内容日趋完善。

西医学研究发现，反应性关节炎属于血清阴性脊柱关节炎的一种自身免疫性疾病，包括细菌、病毒、衣原体、支原体、螺旋体等在内的绝大多数微生物感染后均可引起反应性关节炎。ReA 患者家族中骶髂关节炎、强直性脊柱炎和银屑病等的发生率均高于正常人群。引起反应性关节炎的常见病原微生物包括肠道、泌尿生殖道、咽部及呼吸道感染菌群，此外还有病毒、衣原体、支原体及原虫等。西方国家最常见的是小肠结肠炎耶尔森菌和沙眼衣原体。广义上的反应性关节炎包含范围甚广，是临床上常见的关节炎之一；然而狭义上（经典）的反应性关节炎仅指某些特定的泌尿生殖系或胃肠道感染后短期内发生的一类外周关节炎。临床上典型的反应性关节炎多见于赖特（Reiter）综合征（RS）。

一、发病机理研究

西医学 ReA 的致病机理尚未清楚，但众多实验研究表明，可能与关节中细菌抗原的持续存在、免疫防御系统功能紊乱（T 细胞介导）及细胞因子模式、免疫（HLA-B27）激活等多种因素的作用相关。

1. 细菌感染

反应性关节炎本质上都有抗原微生物侵入黏膜内，造成机体免疫防御系统功能紊乱。目前公认的是细菌在其发病中起关键作用，病原体的存在可能作为一种持续的刺激因素诱导免疫激活和细菌抗原的播散，已证明反应性关节炎的形成多与肠道革兰阴性菌感染及泌尿系统感染有关。这些致病性的病原体之所以导致 ReA 的发生，首先它必须能成为具有专性或兼性的细胞内有机体，同时能够生存、繁殖，通过黏膜表面移至关节，调节它的分子活动以适应关节环境，逃避宿主防御系统的攻击等致病环节和机制。但这些致关节炎细菌是如何破坏宿主的免疫系统而导致该病的发生，目前尚未定论。对这些致关节炎病原菌的研究可能有助于理解这些细菌致病特征。反应性关节炎的宿主对抗病原体的异常防御反应主要体现在与免疫细胞有关的大量滑液渗出。ReA 患者的关节腔滑液中 IL-17、IL-6、转化生长因子 β（TGF-β）和干扰素 γ（IFN-γ）的浓度明显高于其血清浓度，表明体内的单核巨噬细胞及免疫细胞处于高度激活状态，对炎症的发生、发展和转归起到关键作用。在对 SpA 患者的滑膜活检标本进行免疫组化分析后发现，SpA 炎症反应以 TLR-2 和 TLR-4 表达增加为特征，TLR 在 CD163⁺ 巨噬细胞中的表达尤其明显增加，英夫利昔单抗降低了 SpA 和 RA 患者单核细胞 TLR-2 和 TLR-4 的表达，导致 LPS 刺激后 TLR-2 和 TLR-4 表达水平降低，TNF-α 产生受损，显著降低 SpA 炎症反应。在炎症滑膜中，TLR 和 CD163⁺ 的表达均显著高于 RA 或 OA 患者。与全身效应平行的是，治疗后滑膜中的 TLRs 水平降低，同时表明 TNF-α 阻断剂具有类效应，鉴于使用抗 TNF 治疗各种炎症性关节炎均有显著且迅速的疗效，由此证实 TNF 本身是一种在发病过程中起中枢作用的介质。

2. 免疫防御系统

反应性关节炎的致病微生物大多数为革兰染色阴性，具有黏附黏膜表面侵入宿主细胞的特性。研究发现，许多反应性关节炎患者的滑膜和滑膜白细胞内可检测到沙眼衣原体的 DNA 和 RNA，以及志贺杆菌的抗原成分；而衣原体热休克蛋白（HSP）、耶尔森菌热休克蛋白 -60 及其多肽片段均可诱导反应性关节炎患者 T 细胞增殖。关于小肠结肠炎耶尔森菌感染后诱导 ReA 的致病机理迄今尚未清楚。目前还知道有一种对应耶尔森菌的 IgA 型抗体产物，它能使关节内的抗原性物质长期存留，这一发病机制还需要主要组织相容性复合体 MHC 对反应性关节炎中滑膜 T 细胞反应的限制作用来证实。由此发现，患者免疫系统可能受到上述细菌抗原成分的诱导产生各种免疫因子，如由单核巨噬细胞分泌的 IL-1β、sIL-2R，由单核细胞及 T、B 淋巴细胞等多种细胞分泌的 IL-6。IL-1β 是急性免疫反应的主要调节因子；sIL-2R 是 T 细胞活化的标志，反映体内免疫细胞的活化状态；高水平 IL-6 可增强 IL-1 和 TNF-α 的效应，从而增强炎症反应。根据微阵列研究显示，CD8$^+$ 和 CD4$^+$T 细胞克隆中有编码干扰素（IFN）- γ 和肿瘤坏死因子（TNF）- α 转录物的表达。CD8$^+$ 和 CD4$^+$T 细胞克隆的细胞因子表达谱主要为 Th1，而 γδ +T 细胞较少表达促炎症细胞因子，似为 Th3 模式。ReA 患者关节液的 T 淋巴细胞克隆显示了不同的细胞因子表达谱，它反映了不同的 T 细胞在发病机制中有不同的作用。与此同时，近年来国内外不断报道关于链球菌感染后出现持续性关节炎的案例，对这些患者的血清学检查中发现，抗"O"、抗 DNA 酶 B 阳性率均升高，运用青霉素、非甾体类抗炎药、柳氮磺胺吡啶等治疗后获效。国内外学者多认为乙型溶血性链球菌感染与反应性关节炎的发病存在关联，乙型溶血性链球菌感染是反应性关节炎的另一个诱发因素。

近 30 年来，对与反应性关节炎相关联的 HLA-B27 基因和血清阴性脊柱关节病已有所认识，以往学者们常通过获得性免疫来解释宿主对病原反应的改变，但随着不断深入的实验研究发现，天然免疫在致关节炎性病原反应的初始和后期阶段也起着重要作用，天然免疫在反应性关节炎发病中所发挥的作用日益突出。肠道及泌尿生殖道感染引起的反应性关节炎多与易感基因 HLA-B27 有关，而链球菌、病毒、螺旋体导致的反应性关节炎一般无 HLA-B27 因素参与。在强直性脊柱炎中，HLA-B27 阳性占 96%，而普通人群中仅占 0.8%，不到 1% 的非淋球菌性尿道炎患者可发生反应性关节炎，其中 80% 的个体为 HLA-B27 阳性。目前比较流行的观点是"关节源性肽理论"，以及 HLA-B27 作为细胞毒素 T 细胞反应的限制因素，该反应由来源于致病微生物的关节源性肽诱导，在 T 细胞分子拟态中以局部存在的细菌抗原或交互反应的关节特异性自身抗原的形式存在。另有报道发现志贺菌的 3kb 质粒 DNA 与 HLA-B27 基因有同源性，更证实了志贺菌、HLA-B27 H 与 ReA 的发病相关。

此外，有越来越多的研究发现天然免疫在致关节炎性病原反应的初始和后期阶段也起着重要作用，细菌感染通过病原体相关分子模式（PAMPs）与模式识别受体（PRRs）的相互作用来激活天然免疫，天然和获得性免疫反应之间的联系是通过炎症细胞因子介导的；通过抗原呈递细胞共同刺激分子的上调来激活 T 细胞。

二、临床诊断研究

反应性关节炎的诊断并不困难，需注意寻找泌尿生殖道或肠道前驱感染的证据，有非对称性单关节或少关节炎的典型症状，可伴有关节外表现。在反应性关节炎患者中，下肢关节炎是重要的临床特征之一。一般以下肢为主的非对称性寡关节炎，常有肌腱端炎、眼炎、炎性下腰痛、阳性家族史及 HLA-B27 阳性等，有以上表现者诊断并不困难，但由于各种表现可在不同时期出现，所以诊断有时需要数月。反应性关节炎的关节症状和所有的脊椎关节炎病例一样，肌腱末端炎是突出的表现之一，甚至是唯一的表现。炎症病变典型地发生在肌腱附着于骨的部位，而不在滑膜，表现为腊肠指（趾）的症状，与炎症主要局限在滑膜组织的类风湿关节炎正好相反，其中跟腱炎和跖腱膜炎是反应性关节炎患者的常见症状，其他关节外表现也是有价值的诊断依据。发展为慢性反应性关节炎患者，其关节炎和（或）皮损的表现类似银屑病关节炎、强直性脊柱炎和白塞病。目前反应性关节炎的诊断还缺乏特异性的诊断试验，前驱感染是确定诊断的一项依据，间隔通常定为 1～7 天，最多不超过 4 周；反应性关节炎通常均有 1～3 周的潜伏期，前驱感染症状可迅速恢复，但不久即可出现关节的疼痛和关节外的其他症状。

临床上可参考 1996 年 Kingsley 与 Sieper 提出的反应性关节炎的分类标准及第三届国际反应性关节炎专题学术会议提出的诊断标准进行诊断：以下肢为主、非对称性少关节炎为突出表现的外周关节炎，附加：

（1）前驱感染的证据：①在发生关节炎 4 周前有临床典型的腹泻或尿道炎表现，并应有实验室证据，但不是必备的；②如果缺乏感染的临床证据，必须有感染的实验室证据。

（2）除外其他已知原因的单关节或少关节炎，如其他脊柱关节病、感染性关节炎、结晶诱发的关节炎、莱姆病及链球菌性反应性关节炎。

（3）HLA-B27 阳性，反应性关节炎的关节外表现（如结膜炎、虹膜炎及皮肤、心脏与神经系统病变等），或典型脊柱关节炎的临床表现（如炎性下腰痛、交替性臀区疼痛、肌腱端炎或虹膜炎）不是反应性关节炎确诊必须具备的条件。

三、治疗

大多数反应性关节炎患者病程具有自限性，往往能在 6 个月内自行缓解，但远期预后情况取决于 HLA-B27 的存在和前驱感染的复发，初次发作 HLA-B27 阴性患者症状更轻。其治疗目的在于控制和缓解疼痛，防止关节破坏，保护关节功能。治疗方法包括药物治疗、物理治疗、皮质类固醇关节腔内注射及手术治疗等。因在关节腔内发现微生物，故又提出了针对避免原发致病菌再次感染而使用具有免疫调节和抗胶原溶解潜能的多种抗生素，除用于前驱感染的治疗外，也可用于反应性关节炎的急性期治疗及慢性迁延期治疗，而对慢性的破坏性病例，应使用抗风湿治疗。

1. 一般治疗

口腔与生殖器黏膜溃疡多能自发缓解，无须治疗。急性关节炎可卧床休息，避免固定关节夹板以免引起纤维强直和肌肉萎缩。当急性炎症症状缓解后，应尽早开始关节功能锻炼。

2. 原发感染治疗

目前对于使用抗生素治疗急性或慢性反应性关节炎仍存在争议。对于获得性反应性关节炎，短期使用抗生素（氧氟沙星或大环内酯类抗生素）治疗并发的尿道感染可能减少有反应性关节炎病史患者的关节炎复发风险。非淋球菌性尿道炎型若为衣原体感染后反应性关节炎，用赖甲四环素或四环素治疗 1～3 个月有益，但效果不恒定。链球菌感染后反应性关节炎用抗生素治疗也有效，但不推荐长期抗生素治疗慢性反应性关节炎。而肠道感染激发的反应性关节炎应用抗生素治疗常常无效。有文献报道建议，对 HLA-B27 阳性、有腹泻或大便中致病菌呈阳性的反应性关节炎患者，应使用奎宁治疗 2 周。

3. 非甾体类抗炎药（NSAIDs）

非甾体类抗炎药包括双氯芬酸钠、洛索洛芬钠、美洛昔康、吲哚美辛和塞来昔布等，但疗效大致相当，具体选用因人而异，可减轻关节肿胀和疼痛及增加活动范围，是早期或晚期患者症状治疗的首选。尤其细菌性腹泻后发病型运用足量的非甾体抗炎药治疗是有效的，可能是与此类药物抑制前列腺素 E2、增加肿瘤坏死因子（TNF）和白细胞介素 26（IL-26）的水平有关。

4. 糖皮质激素

对非甾体类抗炎药不能缓解症状的个别患者可短期用糖皮质激素，其治疗效果可能与降低细胞激素水平有关，但口服治疗既不能阻止本病发展，还会因长期治疗带来不良反应。外用糖皮质激素和角质溶解剂对溢脓性皮肤角化症有用。关节腔内注射糖皮质激素可暂时缓解膝关节和其他关节肿胀。对足底筋膜或跟腱滑囊引起的疼痛和压痛，可局部注射糖皮质激素治疗，使踝关节早日活动以免跟腱变短和纤维强直，必须注意避免直接跟腱内注射，这样会引起跟腱断裂。

5. 慢作用抗风湿药

由于反应性关节炎的慢性期往往没有类风湿关节炎的常见症状，如全身不适、疲劳和关节功能障碍等，因此以往治疗不常使用抗风湿药物。但近来对一些病程较长的、非甾体类抗炎药不能控制症状的患者，关节症状持续 3 个月以上或存在关节破坏的证据时，加用慢作用抗风湿药，治疗却取得了明确的效果，可预防严重的关节破坏。抗风湿药物中，文献提到最多的、应用最广泛的是柳氮磺吡啶，研究表明其对周围性和中枢性关节炎患者都有较好的效果，尤其是那些源自肠道感染的患者。对于重症不缓解者可试用甲氨蝶呤和硫唑嘌呤等免疫抑制剂，对于活动性和破坏性的周围型表现病例效果较好，但副作用明显，患者依从性较差。甲氨蝶呤用于皮肤黏膜损害的治疗效果显著，可用于皮肤黏膜受侵的慢性反应性关节炎患者。烷基化物如环磷酰胺用于暴发病例中也取得一定疗效。

6. 生物制剂

肿瘤坏死因子（TNF）抑制剂已成功地用于治疗其他类型的血清阴性脊柱关节炎，如强直性脊柱炎和银屑病关节炎等，目前国内上市的肿瘤坏死因子抑制剂包括依那西普、英夫利昔单抗、阿达木单抗等。但对反应性关节炎，尚缺乏随机对照的研究验证其有效性和安全性，一些小样本的开放研究或病例报道表明其可能有效。

7. 手术治疗

针对反应性关节炎患者，现有的手术治疗方式包括滑膜切除术、关节镜清理术等。滑膜切除术是外科治疗关节炎的经典手段之一，具有创伤小、诊断明确、治疗彻底和术后恢复快等优点，可在一定程度上缓解关节炎的病程，但随着时间推移，疗效会下降，故术后患者仍必须接受抗类风湿药物治疗，以便有效控制病情的发展。而关节镜清理术目前临床较少开展，其采用关节镜下清理滑膜组织并结合药物治疗反应性关节炎，可改善患者的生活质量，减轻家庭及社会负担。

8. 其他治疗

（1）并发症处理　对已出现并发症的 ReA 患者，如并发虹膜炎及严重心脏、肾脏或神经系统并发症等，应请相关专科协同处理，积极治疗。

（2）中医治疗　反应性关节炎属中医学"痹病"范畴，其病因病机为肝肾不足，气血虚弱，复感风、寒、湿邪所致，病理特点为寒热错杂，本虚标实。临床运用中药汤剂、中药外治、针灸理疗等不同手段治疗反应性关节炎，均取得了显著的效果，值得进一步深入研究以推广，造福患者。

参考文献

[1] 张明宇，郑江，杨镇，等. 反应性关节炎治疗的探讨 [J]. 美中国际创伤杂志，2011，10（1）：44.

[2] 苏哲坦. 反应性关节炎 [J]. 中华风湿病学杂志，2001，5（1）：49-51.

[3] 中华医学会风湿病学分会. 反应性关节炎诊断及治疗指南 [J]. 中华风湿病学杂志，2010，14（10）：702-704.

[4] 丁洁. 耶尔森菌感染后反应性关节炎发病机理研究进展 [J]. 国际免疫

学杂志，2002，25（6）：300-303.

[5]许联红，戚传平.反应性关节炎患者淋巴细胞亚群和免疫球蛋白检测的临床意义[J].江苏大学学报（医学版），2010，20（2）：162-165.

[6] Singh R, Shasany AK, Aggarwal A, et al. Low molecular weight proteins of outer membrane of Salmonella typhimurium are immunogenic in Salmonella induced reactive arthritis revealed by proteomics[J].Clinical & Experimental Immunology, 2007, 148（3）：486-493.

[7]赵丽珂，古洁若.病原体和 HLA-B27 在反应性关节炎中的作用[J].中国药物与临床，2004，4（6）：451-454.

[8] Garg AX, Pope JE, Thiessenphilbrook H, et al. Arthritis risk after acute bacterial gastroenteritis[J]. Rheumatology, 2008, 47（2）：200.

[9] De RL, Vandooren B, Kruithof E, et al. Tumor necrosis factor alpha blockade treatment down-modulates the increased systemic and local expression of Toll-like receptor 2 and Toll-like receptor 4 in spondylarthropathy [J]. Arthritis & Rheumatism, 2005, 52（7）：2146-2158.

[10]古洁若，黄烽，赵丽珂，等.反应性关节炎患者关节液 T 细胞克隆研究[J].中华风湿病学杂志，2005，9（3）：129-132.

[11]赵东宝，韩星海，施冶青，等.反应性关节炎血清和关节液细胞因子水平的动态变化[J].上海医学，2003，26（7）：506-507.

[12]谢卫民，樊云蓉，刘克亮，等.反应性关节炎患者血清及关节液中单核因子表达及临床意义[J].现代检验医学杂志，2009，24（6）：131-132.

[13]王芬，徐建华，孙桂华，等.链球菌感染后反应性关节炎 32 例临床研究[J].安徽医科大学学报，2004，39（3）：225-227.

[14]崔永虹，巩路.天然免疫在反应性关节炎发病机制中的作用[J].天津医药，2008，36（7）：562-564.